寄り添う言葉

永田和宏 Nagata Kazuhiro
小池真理子 Koike Mariko
垣添忠生 Kakizoe Tadao
小池 光 Koike Hikaru
徳永 進 Tokunaga Susumu

インターナショナル新書 135

はじめに

私は長く朝日新聞の歌壇（「朝日歌壇」）の選者を続けていますが、最近採った（選んだ）歌にこんな歌がありました。

どっちみちどちらかひとりがのこるけどどちらにしてもひとりはひとり
夏秋淳子　「朝日歌壇」二〇二三年一二月一〇日

この作者はすでに夫を亡くし、その寂しさのなかで夫亡き日々を歌に綴ってきました。ときには、「なぜ私を置いて、自分だけ先に逝ってしまったのよ」などと、心のうちで責めることもあったのでしょう。しかし、夫婦というものは、いずれにしてもどちらかが先に逝ってしまうもの。これだけは避けようのない人生時間の鉄則でもあります。逆に私が先に逝ってしまっていたら、あの寂しがり屋の夫が、今の私と同じような寂しさを感じるほかはないのだろう、それなら私が残って、まだよかったのかも知れない、と思ったのかもしれません。「どちらにしてもひとりはひとり」には、深い諦めとともに、そんな不条理とも思える定めのなかで、なお亡き人を思い、残された自分の生を見つめ続ける作者の現在が映し出されているように思いました。

終わりなき時に入らむに束の間の後前《あとさき》ありや有りてかなしむ

土屋文明《つちやぶんめい》『青南後集』

一方で、こんな歌もあります。土屋文明は、六〇年以上連れ添った妻を九一歳のときに亡くしました。これまでの長い時間を共に過ごし、そして死後の果てのない時間を共に過ごすことになる妻。どちらが先か、そんな「束の間の後前」をなんで嘆くことがあろうかと思いつつ、しかし、その「束の間の後前」のあることがかなしいと詠うのです。まさに九〇歳を超えた男の、せつない恋の歌、相聞歌《そうもんか》と言ってもいいのではないでしょうか。人を悼《いた》む歌、挽歌《ばんか》は、ときに相聞歌にも通じるのです。

伴侶を失う、亡くすということは、誰にも起こる必然ではありますが、それをどのように悲しみ、その悲しみにどう耐えるか、それはそれぞれの人によってまったく違うはずで、どうしたらいいかなどといった処方箋のない問題ではあります。

私は二〇一〇年に生涯の伴侶であった河野裕子《かわのゆうこ》を失いました。ひとり残された悲しみ、寂しさは誰にどう訴えようもないものでしたが、それは私ひとりのものではなく、誰もが通過せざるを得ないはずのものだと思ったとき、それを同じ経験をもっている人たちととことん語り合ってみたいと思ったのでした。本書では、私の敬愛する四人の方々をお招きし、伴侶が不治の病魔に襲われたとき、どう対処したのか、不幸にも伴侶を亡くしたあとどう自らを見つめてきたのか、そしてなにより、伴侶とはどういう存在なのか、それらをとことん本音で語りあうことになりました。もとより、そのような悲しみにどう対処したらいいかを説く啓蒙書でも、そんな境遇から逃れるための指南書でもありません。

私自身、それら自らの体験と現在とを、とことん本音で語りあうところから、もやもやと感じていたことにくっきりとした形が現れたり、これまで気づかなかった側面を新たに発見したりという経験をしました。読者の方々も、本書のなかで、きっとどこかに共感し、どこかに驚きをもった気づきと発見をされるはずだと考えております。

目次

治す医者、看取る医者／キュアがあることを忘れてはいけない
最後を過ごす場所／家は「解放区」になる／死が腑《ふ》に落ちる
命の時間／悲しみにどう向き合うか／膜をめぐって

おわりに

作家夫婦の寄り添い方

小池真理子

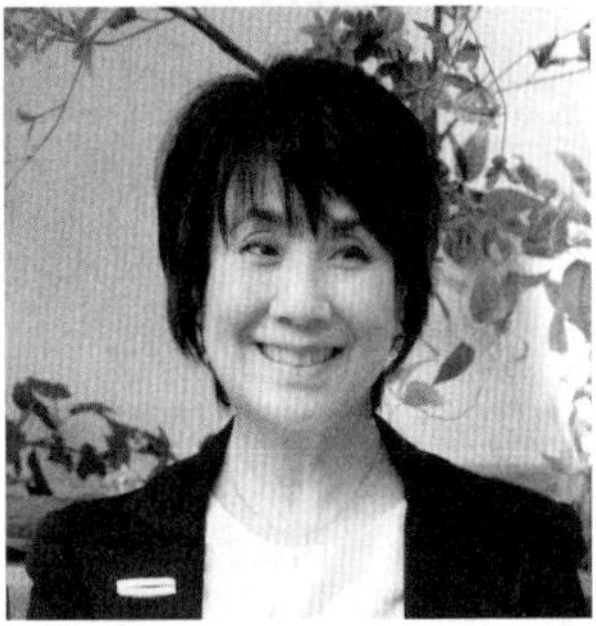

小池真理子／作家

こいけ・まりこ　作家。一九五二年、東京都生まれ。成蹊大学文学部英米文学科卒業。「妻の女友達」で日本推理作家協会賞、『恋』（ハヤカワ文庫、新潮文庫）で直木賞、『欲望』（新潮文庫）で島清恋愛文学賞、『虹の彼方』（集英社文庫）で柴田錬三郎賞、『無花果の森』（新潮文庫）で芸術選奨文部科学大臣賞、『沈黙のひと』（文春文庫）で吉川英治文学賞を受賞。著書は他に、『死の島』（文春文庫）、『神よ憐れみたまえ』（新潮文庫）、『月夜の森の梟』（朝日新聞出版）、『アナベル・リイ』（角川書店）、『日暮れのあと』（文藝春秋）など多数。

作家・藤田宜永《よしなが》と直木賞作家夫婦として共に歩んできた小池真理子は二〇二〇年に藤田をがんで亡くす。藤田との日々を綴ったエッセイ『月夜の森の梟』（朝日新聞出版）は多くの読者の心の支えとなり、大きな反響を呼んだ。

永田と小池は共に作家夫婦というだけでなく、妻が先に文学賞を受賞するなど、共通点が多いという。

同業の伴侶と過ごした日々、そして伴侶亡きあとの一人きりの日々について、胸の内を語りあった。

永田　小池さんとは、ぜひ一度、ゆっくりとお話ししたいと思っていたんですよ。というのも、作家と歌人と分野はちょっと違いますが、同じ表現をする者同士が一緒に暮らしていたこと。その伴侶ががんになり、失うという経験をしていること。おまけに、どちらも妻が先に文学賞を受賞するなど、共通点がいろいろあるからです。

まずは『月夜の森の梟』（朝日新聞出版）についてお聞きしたいのですが、藤田宜永さんが亡くなって半年ほどで新聞連載が始まりましたね。どのような経緯で書くことになったのでしょうか。

小池　依頼があったのが亡くなってから三カ月目で、書き出したのが五カ月後だったと思います。

永田　そうでしたか。実は僕が『歌に私は泣くだらう』（新潮文庫）を書き始めたのも、河《かわ》野《の》（裕子）が亡くなってから五カ月が経った時期なんです。

小池　新潮社のPR誌『波』に連載を始めたときですよね。

永田　はい、そうです。依頼を受けたときはどういうお気持ちでしたか。

小池　永田さんも同じだったかと思うのですが、長く共に暮らした仲のよい伴侶が、がんと診断された場合、亡くなる何年か前からいろいろな準備ができるんですよね。最悪のこともふくめて、あらゆるケースを想定していました。

藤田の場合は末期の肺腺《はいせん》がんで余命半年、と宣告されていました。幸い治療方法は残されていたので、すがる思いでいたのですが、一方では、「覚悟しておかなくちゃいけない」という気持ちが常に心の奥底にあったんです。闘病中も「この人が死んだら自分はどうなるのだろうか」と、いろいろなシミュレーションを繰り返していました。「Aと出ればB」と、自分なりに心の構えをエクササイズしてきたつもりでいたので、たぶん大丈夫だろうとたかを括《くく》っていたんです。

私は弱い人間ですが、これまでの人生、様々な災難に遭遇して、そのつどなんとか乗り越えてきた経験があるので「おそらく今回も乗り越えられる、そうにちがいない」と、無理やり思いこもうとしていたんですね。夫からも「お前なら大丈夫。保証する。おれが死んだら、みんなの前でおれの話をしながら大泣きするだろうけど、泣きながら饅頭《まんじゅう》をぱくぱく食ってるよ。一つじゃなくて、二つも三つも」なんて、からかわれていました。

でも、いざ死なれてみると、とんでもない。まったくだめでした。水のない古井戸の底へ転げ落ちていって、そこから這い上がれなくなるという感覚に襲われて。空を見ていても、深くて暗い井戸の底から見上げているだけ——という気持ちになってしまう。自分で自分をどうすることもできない、パニックというか精神的な混乱に陥《おちい》って、仕事もできなくなってしまったんです。毎日、書くことを仕事に生きてきた人間が、気力を失って、何もしないで悲しみの中に沈んでいるわけで、そうなると、さらに井戸の底に深く落ちていくしかなくなる。新型コロナパンデミックが始まったばかりのときでしたから、誰とも会わず、ずっと独りでいたことも影響していたと思います。

永田　そこに編集者から、依頼の電話がかかってきたんですね。

小池　旧知の編集者が「書いてみませんか」と言ってくれました。そのとき「冗談じゃない、今はやめてほしい」とは思わなかったんですよ。そういう怒りも苛立《いらだ》ちもない状態だったので、「考えてみますから、保留にしておいてください」と返事したんです。編集者のほうもそんなに期待していなかったと思うんですね。

小池　藤田さんが亡くなってから、何も書いておられなかった？

永田　そのころ、月刊の文芸誌に長編連載をもっていたんですが、二回、休載させてもらいました。とても書けるような状態ではなかったんです。でも、あるとき、なんだか知らないうちに言葉がワーッとあふれてきて、とめどがなくなった。不思議ですね。歌人の方もそうかもしれませんが、作家は心の内側を常に無意識のうちに言語化しています。習性というか、本能なんでしょうね。気がつくと、自分の内部の心象風景を言葉に換える作業に没頭していました。難しい心理分析というものではありません。軽井沢の情景や季節のこと、自分が今、何を眺めて何を感じているか、何を思い出しているのか、思いつくままに、自分の中でしか使えない言葉でメモしていました。

小池　備忘録はつけたけれど、日記は書いておられないですよね。

永田　日記は書いていないです。感情的なことは一切書きませんでした。

小池　分析でもなく、感情を書いたのでもないとすると、どんなことを書いていたのでしょう。短歌には「挽歌《ばんか》」というジャンルがあって、かけがえのない人を亡くした、もっともつらいそんな時期でも、なぜか歌ができてしまうんですね。これは改めて考えると不思議なことでもあるのですが、小池さんも夫を亡くした現在進行形の自分の思いを、どこかに書き残しておきたかったんでしょうか。

小池　私が書いておきたかったのは「記憶」ですね。かつて夫と交わした会話であるとか、二人で行った場所、彼と過ごした時間——取るに足りないような刹那の記憶が、やたらとあふれてくるんです。他の人にはいちいち話す必要もないような、ささやかなことばかりですけれど、そうした記憶が束になって押し寄せてくると、どうしても書いておきたくなってしまって。そういう自分に気がついたときに「あ、やっぱり今しか書けないな」と思いました。

永田　その「今しか書けない」という感じは、すごくよくわかります。僕の場合は河野が亡くなって半年後くらいに、河野の闘病のために待ってもらっていたサイエンスの連載を「始めてもらえないか」と言われたんですが、そのときに、今書くならば河野のことしか書けない、と思いました。河野の場合は再発、転移するまでがたいへんだったんです。河野の精神がかなり不安定になって、家の中も滅茶苦茶《めちゃくちゃ》になった時期があって、なぜそこまで荒れたのか、書くことで自分自身を救い出す必要があったのかもしれないと今なら思えます。『歌に私は泣くだらう』は自分を納得させたくて書き始めたので、一年あとだったら書けなかったと思います。

小池　救わなければと思ったのは、永田さん御自身のことですか？

永田　僕自身ですね。相当に痛手も受けたし、とにかく再発するまで河野の状態が酷《ひど》かった。再発してからはむしろ平穏だったんですよ。そこが小池さんと少し違っていて、河野の場合、一番しんどかったのは、最初の手術をして平穏に過ごせるはずの八年間でした。

小池　八年もたいへんな時期が続いたんですか。

永田　そうなんです。まあ、ずっとたいへんだったわけではなくて、時々不安定な時期が訪れたという感じでした。再発、転移したあとは見ていて信じられないくらい平静に受け入れていたんですが、あとから振りかえると、あの不安定で私に攻撃的になっていた時期は、河野が自分の死をなんとか自分に納得させるためにストラグル（葛藤）していたんでしょうね。そのあたりのことを私自身もうまく理解できていなくて、「なぜあんなに荒れたんだろう」と、ずっと疑問でした。なんとか自分を納得させたいという切実な気持ちで、『歌に私は泣くだらう』を書き始めたんだろうと、今はなんとなく納得しています。だから一年あとだったら、書けていないと思います。

小池　ああ、永田さんも「今しか書けない」と思ったんですね。

永田　はい。なので、小池さんの言われたことがよくわかります。

小池　そんな経緯で新聞にエッセイを連載することになったのですが、正直なところ、あれほどの反響があるとは思っていませんでした。嫌われるような内容だとは思わなかったんですが、掲載が土曜日の朝刊だったので、週末の朝、新聞を広げたとたん、夫と死別して涙にくれている作家の文章を読まされる読者は、さぞかしうんざりするだろう、と。でも蓋を開けてみると、「毎週、励まされています」「元気をもらっています」といった感想がたくさん届くようになりました。死別を経験した人もそうでない人も一様にそう書いてきたのが、とても意外で、信じられないほどでした。

永田　連載は計画なしに、その時々の思いを書いておられたんですか。私の場合は、何を書くかとか、どんな構成にするかとかを、まったく考える余裕もないままに書き始めたように思います。

小池　私も同じです。気持ちに余裕がなさすぎて、書くことの企みのようなものは何ひとつなかったです。小説や評論でもそうだと思いますが、書き出す前にはふつう、大なり小なり、書き手の企みというものが必要になりますよね。テーマ、書き方、文体、方向性、いろいろな意味での企みです。作品の善し悪しは、その企みをどこまで完成形に近づけることができたか、ということに尽きる。でも、『月夜の森の梟』に関しては、一切、そういうことができる状態ではなかった。ぶつけるようにして書いたというか。同時に、人の反応もまったく気にしなかったですね。そういう意味では、余裕がなかったことで、逆に、正直な言葉の連なりを表現することができたのかな、と思っています。でも、そんなふうに、あふれてくる言葉を書き連ねていくみずみずしさが保てるのは一年が限度、とわかっていました。それ以上、続けたら、別のかたちのものになってしまいますので。

永田　だから『月夜の森の梟』がすごく人気が出たのに、一年ですっぱりおやめになったんですね。読んでいると途中から、自然に対する親和性が出てきて、人間のある種の救われ方になっているのかな、という気がしました。

小池　そうなのかもしれませんね。

永田　私の場合は、河野ががんと診断されたところからたどることで検証しようとだけ、思っていたんです。けれど書いているうちに、もう……。

小池　今、おっしゃっているのは新潮社の『波』に連載した「河野裕子と私　歌と闘病の十年」のことですね？

永田　そうです。書き始めたのですが、こういう自分たちの生活をあからさまに書くといった連載はそれまでにやったことがなかったものだったので、三、四回目ぐらいでちょうど河野が精神的にかなり荒れ始めたころのことを書く段になって、心の準備が全然、できていなくてどうしても書けなくなってしまったんです。連載ですから、締め切りは毎月ある。どうしても書けなかったとき、私のサイエンスの師、市川康夫先生ががんになられて、最後に見舞いに行ったことを書いてしのいだこともありました。ところが、この章が意外に多くの方からの反響をもらって驚いたことがありました。

小池　あの連載は、一回が何枚くらいでした？

永田　二〇枚くらいですね。

小池　二〇枚はけっこう書きでがありますよね。

永田　そうですね。そんなに長い連載をしたこともなかったし、計画性もなかったので。

小池　しかも理系のテーマではなく、完全に文芸ですからね。

永田　たいへんでしたが、終わってみると、書いてよかったと思います。書かないと気がつかなかったことがたくさんありました。書きながら「あ、こういうことだったんだ」と、自分でわかるんですよね。

小池　永田さんもたくさんの優れた短歌をお作りになっていて、ご自分の内面を言葉に変える作業が本能的にできるような生き方をなさってきたわけでしょう。

永田　そうですね、小池さんと同じように。

小池　はい。表現することができてしまうと、「人生を分かちあってきた伴侶と死に別れたあとの自分の気持ちは、他の誰にもわからない」と思いませんか？　私は高名な哲学者や宗教家、精神医学者の本を何冊も買い集めて読んだんですが、「違う、これも違う」って、それしか思いませんでした。私の感情は私にしかわからない。

永田　それはよくわかります。完全に、個別性の問題ですから。

小池　そうなんです。だからこそ、自分の言葉で書いたような気もしますね。

最初に『たとへば君』（永田和宏と河野裕子の共著、文春文庫）を読んだのは私の父をモデルにした小説『沈黙のひと』（文春文庫）を書いた直後でした。父は短歌を詠む人間で、『沈黙のひと』には父の短歌も載せたので、担当編集者が「小池さん、ぜひお読みください」と、送ってくれたのが『たとへば君』だったんです。

夫ががんになって、とても苦しくなったときに、何年かぶりに本棚から取り出したのも

『たとへば君』でした。がん闘病をなさっていた裕子さんが荒れておられたときのことを書いていらっしゃるのが、強く印象に残っていたからです。なので今日の対談は、すごく不思議な御縁だと思って。

永田　御縁というと、『沈黙のひと』に登場する羽場百合子《はばゆりこ》さん、朝日歌壇で彼女の短歌を採ったことがあるんですよ。

小池　ええっ！　そうだったんですか。ますます縁が深いですね。羽場さんは朝日歌壇の常連さんでした。かつて父の短歌も朝日歌壇で何度か入選していて、父はそのことを自慢していたものです。

永田　僕は羽場さんが出すのをやめる少し前から選者をやっていて、最後のころに二、三首採っているんです。

小池　そうでしたか、びっくりしました。そんなつながりもあったんですね。『沈黙のひと』の中に書いた、父に関する描写は実際にあったことばかりなんです。羽場さんと父は歌友でした。手紙のやりとりをしていたので、父が亡くなったあと、羽場さんのご自宅に伺って、私が知らなかったようないろいろな話も聞きました。

作家夫婦の病への向きあい方

永田　小池さんと私、それぞれの夫婦はよく似ているところがありますね。うちは結婚して三八年で河野が亡くなりましたが、小池さんは？

小池　三七年です。そして相手も同業者で、妻のほうが先に大きな賞を受賞しているところも同じ（笑）。

永田　まさにそう。河野が先に歌を始めて、僕はあとからやって——というのも一緒だし、うちもよくしゃべった。

小池　永田さんご夫妻と同じで、トイレのドア越しにしゃべり続けるというのも一緒。私じゃなくて藤田がそうでした。私がトイレに入っても、ドアの向こうでしゃべってました。今考えると、ものすごいエネルギーですよね。

永田　よく喧嘩《けんか》もしていました。喧嘩の原因は時間の取りあいでしたね。子どもがいたこともあって、自分の時間を確保することが一番大事でした。

小池　そうでしょうね。お子さんが二人、いらっしゃったから。

永田　子どもが小さいころは企業の研究員だったのに、勤め先を辞めて無給になって大学へ戻ったんですよ。そのころは歌の依頼もたくさん来ていたから、夜中の一時くらいに大学から帰って、河野と一緒に飯を食って、それから二人で歌を作ったり、評論を書いたりしていた。掘りごたつの向こうとこっちにいて、二階で子どもが泣くと、どちらが見に行くのか、お互いに必死で我慢しているわけね（笑）。ところがもう我慢できなくなると喧嘩が始まって、かすかに覚えているけれど、醬油差しを投げたら壁に醬油がびゃーっと走った。

小池　うちもそうでしたよ。ただ割れるものを投げるとあとで掃除がたいへんだと互いに知ってるので、絶対に割れないもの、ペットボトルや新聞、週刊誌を投げてました（笑）。

永田　喧嘩まで似ている（笑）。そのころは私も本当にサイエンスをやりたいと思って大学に戻ったので、研究も一所懸命。それなのに評論や長い文章を一番よく書いた時期でした。どうしてあんなに頑張ったんだろう、と思います。

小池　永田さんが働きすぎていることを、裕子さんが日記の中で心配されていましたね。永田さんが先に死んでしまうのではないか、って。

永田　日記はまあ、結婚するまでなので。ただ、私が先に死ぬことは凄く心配していましたね。うちでは私のほうが先に死ぬことになっていたんです。

小池　一般的な家庭だと、男性が先に死にますから。

病と創作活動

永田　今日、もう一つお聞きしたかったのは、藤田さんががんになられたあとのことです。

小池　私もそれをお話ししたいと思っていました。裕子さんは、それまでよりもいっそうエンジンがかかったように書き続けていらした。藤田は逆で、病気がわかったところで仕事を全部やめたんです。

永田　僕は河野が書き続けてくれたことで、パートナーとしては救われた部分があったのですが、小池さんはこれまで一緒に書き続けてきた存在が「もう書かない」と決めたのはつらくなかったですか。

小池　いいえ、全然。私自身、しばらくは書けないだろうと思いましたから、彼がそういう選択をしたのはとてもよく理解できました。うちは子どもをもたない選択をしてダブルインカムでしたから、経済的な心配はしなくてもよかったですし。幸いなことに、彼が仕事をやめ、彼の闘病生活を支えているあいだ、私が一切仕事をしなくても困らない状態にありました。お互いに仕事から離れて、社会生活から距離をおいて、病気を治すことだけ考えていられたんです。

永田　つらいことを聞きますが、藤田さんの病気がわかったときにはステージ4で、どうしようもない状態だったんですね。

小池　そうです。肺の腫瘍《しゅよう》の大きさが四センチほどあって、リンパ転移も避けられない状態だったので手術はできないと言われました。夫がおずおずと余命を訊ねると、もし何の治療もしなければ数カ月、って言われて。私は診察室で倒れそうになって。呆然《ぼうぜん》として、現実がわからなくなって、病院の廊下をどうやって歩いたのかも覚えていないんですが、藤田は意外と冷静でした。すぐに各社の担当編集者に電話をかけまくって、連載や講演、選考委員の仕事などもすべて断っていました。

「これで仕事から解放された。せいせいした」と言っていましたが、そこからでしたよね。社会とのつながりを断ち切ったあとの時間をどう生きていくのか、が彼の課題になりました。締め切りに追われることや小説を書くことの苦しみからは解放されても、死病を抱えながらの毎日の切なさは、いやというほど伝わってきました。

彼は自然が好きだったから、花を愛《め》でたり、体調のいいときは坂のないところを二人で散歩したり、家で一緒に映画を観たり。でも、意識して互いに一人になる時間も作っていました。相変わらずよくしゃべっていましたけれど。死生観について話すことが多かったですね。

永田　河野は自分で歌を作り続けることで、自分の平衡を保っていました。特に再発後はね。

小池　そうみたいですね。亡くなる直前まで、口述で歌を作ってらしたんでしょう？　すごい。

永田　亡くなる一週間くらい前から口述になったんですが、今から考えると、僕と子どもたちにそういう作業をさせておきたかったんだ、という気がしますね。私も子どもたち二人も、河野の口述筆記をしたということで、どこか救われている思いがあります。彼女が歌を作っている限りはまだ大丈夫だという、儚《はかな》い希望もありました。藤田さんの気持ちはわかる気がするけれど、書くことしか生きる術《すべ》がない人に「書くのをやめる」と言われたら、パートナーとしてはたいへんだったのではないかな、と思ったんです。

小池　ただね、裕子さんのこれまでの記録を拝読すると、藤田と比較して、いろんな意味で健全な精神をもっていらした方だったような気がします。藤田は実の母親とうまくいかずに育った人で、誰からも愛されず、理解されないと若いころから思い込んでいました。女性に対しては、相手に理想の母親を求めるか、性的対象として見るか——どちらかの関係しかもたなかった。でも心の中には常に、寄る辺ない少年のような魂をもっている男でした。私と一緒になったことで作家になって、直木賞はじめ大きな賞も受賞し、成功した。それでもどこか夕暮れの光の中で、一人でブランコに乗っている、さびしい少年のようなところがある人でした。

私は彼の母親になんかなりたくなかったし、それが原因でよく喧嘩したんですが、実は私の中にはそんな彼を救いたい、支えてやりたいという気持ちがあった。だから人生の最後ぐらいは楽にさせてあげたい、好きにさせてあげたいと思ったのが正直なところです。

永田　藤田さんのそうした境遇やパートナーに求めるものは、僕にもあったという気がしますね。僕は三歳のときに母親が死んでしまったので、その顔も知らない。二度目の母と生活をしていたのですが、河野は、僕の中にはドーナツのような空洞、欠落があるとよく言っていました。その欠落を埋められるのは、自分しかないと思い込んでいたところがありました。

小池　お母様との関係について、書かれてますよね。読んでいて「似ているなあ」と思いました。

永田　似ていると言えば、賞との関係もありますね。うちでは河野のほうが先にどんどん短歌の賞を受賞していったんですが、僕にサイエンスの仕事がなかったら耐えきれなかったと思うな。

小池 そう思います。藤田もよく耐えたと思いますよ。しかも私たちは直木賞で同時に候補になったうえ、妻が受賞したんですから。これはもう、笑うしかないくらいの悲劇です（笑）。

永田 うちもそうで、河野が歌壇の若手の登竜門である現代歌人協会賞を受賞して、その翌年は僕が最有力候補だったけれど「夫婦が続くのはまずいだろう」と、ハネられた——なんて話を横から聞くと「コンチクショウ」と思うわけで（笑）。

小池 そうそうそう（笑）。

永田 同業であるとは、こんなことかと。

小池 同じですよ。直木賞の候補になったとき、「軽井沢に住んで仲よくやっている夫婦が、二人で候補になって二人ともに受賞するなんてこと、許すやつなんかいない」というような噂がはいってきて、それはわざわざ口には出さなくてもあったと思います。ましてや私の受賞の翌年に藤田が受賞するなんてこともあるわけがない、という感じでした。だから私の受賞の六年後に藤田が直木賞を受賞するまでは、本当にしんどかったです。その五年間は夫婦で人に会うたびに「奥様、おめでとうございます」なんて言われて。自分が評価されたのは嬉しいんだけれど、そばで一緒に暮らしている男が作家で、一緒に候補にもなったのに彼は落ちた。いったいどんな気持ちでいるかと思うと、こっちが滅入ってしまいました。

永田 なるほど。『月夜の森の梟』の中にも、藤田さんの声を聞きたくなって、直木賞受賞後にお二人で受けたインタビューをYouTubeで観ていることが書かれていましたね。

いつのころからか、YouTubeで「夫婦そろって直木賞」と題された動画を観ることができるようになった。夫が直木賞を受賞した直後、ＮＨＫのスタジオで、二人そろってインタビューを受けた時のものである。

（中略）

動画の中に、約二十年前の懐かしい夫と私がいた。二人とも緊張気味にインタビューを受けている。夫の声が聞こえてくる。ああ、そうだ、この声だ、と思う。

（『月夜の森の梟』朝日新聞出版）

僕もYouTubeを観ましたよ。

小池　そうですか。恥ずかしいな（笑）。藤田が直木賞を受賞したときは、私のほうが嬉しくて嬉しくて。「やった！　これで私は楽になった」って小躍りしました。

永田　やっぱりしんどかったですか。

小池　しんどかったです。誰の力も借りず、自分がやったことを評価されたわけだから、気にしなくていいとわかっているんですよ。だけどそばにいて、三六五日一緒に暮らしている男がひねこびた感じになっていくのを見ているのは、つらかった。

永田　藤田さんはよく耐えたと思いますよ。私も河野だけが評価されていた時期、自分に研究者としての仕事がなかったら、たぶん耐えられなかったと思います。

小池　彼は私より二歳年上で、一九五〇年生まれです。ここではひとくくりにしますが七〇年安保を基調とした、あのあたりの世代の、特に男性は、理屈とは別に、本音では今のフェミニズムとは無縁の世界で生きている人が多い。何事においても、「女が先とはなんたることか」という考えが根強くありましたから、よけいに（笑）。

永田　自分について言えば、歌の実力は河野のほうが絶対にあると今でも思っているので、それはいいんですが、夫婦であることを理由に不当に評価されていることがわかって、それはちょっとね。ただ不思議なもので、三〇代後半、四〇代過ぎてからは、今度は逆に僕にばかり賞が集まり始めたんですね。そうなると河野がちょっとイライラし始めてね（笑）。

小池　そういうことって二人でいると、よくわかりますよね。

永田　わかる、わかる。そのことは『歌に私は泣くだらう』にも書いたんですが、歌壇で短歌の迢空賞《ちょうくう》という、一番権威がある賞を僕のほうが先にもらうことになった。授賞式のとき、河野の体調が悪くてたいへんだったんですね。『歌に私は泣くだらう』にも書いていますが、授賞式の会場に向かうエレベーターの中で、河野が僕に食ってかかってどうしようもなくなったとき、娘が思わず河野の頰を張った。彼女は、そこで正気に戻った――ということがありました。

小池　河野さんは激しい性格の一面がおありだったみたいですね。

永田　はい、藤田さんも同じでしょ？

小池　同じです。だって激しいところがないと、クリエイティブな世界にはいられないでしょう。

夫婦で作品を批評しあう

永田　短歌と小説ではずいぶん違うと思いますが、互いの作品について批評はしておられたんですか？

小池　一緒になってから一五年くらいは必ずやっていましたね。

永田　小池さんのほうが、作家としては先輩ですよね。

小池　先輩です。それで彼は編集者に見せる前に私に読ませないと心配だ、と言うので、「いいよ、読んであげるよ」と言って。最初は私が上から目線で（笑）読んでいたんですが、お互いに同じくらい連載をするようになってからは、担当編集者に渡す前に必ずそれぞれが目を通していました。

永田　小説でも、読みあうんですね。

小池　ええ。ただある時期から、お互いにとても忙しくなってしまって、人の原稿まで読んでいられなくなって、自然にやめたんです。でも、一時期は本当に、丁寧に丁寧に読んでいましたよ。

永田　三一文字という短い中で表現する歌は、他人の歌については一読でよくわかるし評価できるけど、一番わからないのが自分の歌なんです。自分には思い入れがあって、「伝わるはずだ」と思っている短いフレーズが全然伝わっていないとか、「これは説明しないとわかってもらえないだろう」と思って書いたものが、逆にわかり過ぎてつまらなくなっているとか、いろいろあるんです。

だから「歌は必ず人の目を通す必要がある」と、よく言ってるんですが、うちの場合ですと、朝、起きるとテーブルの上に河野が作った歌が必ず置いてあって、僕が○、△、×をつける――まあ、×はあまりつけなくて無印かな。ともあれ、どんなに喧嘩していても、歌はいつも机の上に置いてありましたね。

小池　へえ。

永田　「こんちくしょう」と思いながら、ちゃんと○をつける（笑）。我々はそんなふうに、お互いが今、何を考えているか、何を感じているのか、日常会話をしなくても歌を読めばだいたいわかってくるという感じでした。

小池　小説もそうですよ。隠しきれない何かが浮かび上がってきますね。行間に滲みでていて、ただでさえそばにいるから何もかも感じてわかっているのに、さらにダメ押しのように感じることもあったし（笑）。

永田　もう少しうかがうと、作品が完成してから見せるんですか、それとも途中で見せるわけ？　たとえば連載の場合は毎回の締め切りごとに？

小池　ごく初期のころですが、連載は一回一回、見せあっていました。

永田　そういう作家は少ないでしょうね。

小池　そもそも夫婦二人で作家をやっているって、きわめて少ないですから。妻が編集者で夫が作家というケースはいくつかあったように記憶していますけど。

永田　それはどうですか。やっぱりよかったと思います？

小池　私たちの場合は男と女であり、夫と妻であり――入籍したのはずいぶんあとなんですが――いちおう夫と妻であり、それから同居人であり、同志である。いろいろな深い関係の要素が絡まりあってるような中で一緒に暮らしていて、お互いが書きたいと思っているのが同じ小説の世界だとなると、ある部分だけ切り取って秘密にしておくことはあり得ないじゃないですか。だから、もう全部、丸裸みたいな感じで見せてましたね。

永田　すべてを見せあう関係は、お二人の生活にとってよかったのか。同時に文学にとってもよかったのでしょうか。

小池　「自分たちは文学をやっているんだ」という大上段に構えた気持ちは希薄でした。永田さんも同じだと思いますが、自分たちの普通の暮らし、買い物に行って食材を買ってきて、ご飯を作る。誰もが営んでいる日常生活と文学活動が、一緒になってしまっていたので、そこが人にはうまく説明できないんですが、自分でも不思議な瞬間の連続でしたね。

永田　歌の場合は小説に比べると少し日常に寄っていて、歌の素材は日常生活のあちこちにある。小説の場合は、ずいぶん違いますよね。

小池　違いはありますが、資料を調べたり取材に行って書くような作品であっても、大もとにあるのはその作家のもっている感性ですから。そこは変えようと思っても変えられないし、行間に出てしまいます。

永田　河野は「依頼されたら一〇倍は作る」と、ずっと言っていました。「三〇首と言われたら三〇〇首作る」と、毎回、一〇倍までは行っていないけれど、かなりの多作でした。だいたい、僕が○つけたものをアレンジして出していましたが、小説の場合、そういうわけには行かないですね。

小池　そうですね（笑）。

永田　クリティカルに、「これはダメだ」と、言うわけですか。

小池　言います。

永田　あ、言うんですか。

小池　絶対に嘘はつかないです。もちろん言い方は考えますけどね。「こんなもの箸にも棒にも掛からない」とか、そんな言い方はしませんけれど。

永田　藤田さんは、アドバイスに従って直すの？

小池　本人が納得すれば、素直に聞いてくれましたが、たいてい喧嘩に発展しました。

永田　そうか（笑）。では、彼は直さない？

小池　直すこともあれば、直さないこともありました。

永田　小池さんも、そうでしたか？

小池　同じです。困るのは、そこで終わっていれば、文学好きの普通の他人同士の男女の喧嘩で終わるんでしょうが、なにせ一緒に暮らしてるものですから、相手の性格分析が始まるんですよ（笑）。「そういう評価、批評のしかたをするお前というのは／あなたというのは、こうこうこういう性格だからだよね」って。そのしなくてもいい性格分析を始めると、朝までになりますね、だいたい（笑）。

永田　それが導火線になって、日頃思ってることがどんどん出てくる。

小池　そう、導火線です。そうなると、論点がずれて、まったく関係ないところに飛び火してしまう。

永田　我々の場合は、歌の批評は一切しませんでしたね。ただ◯や△をつける。ときには「これはいい」って、◎をつけるようなことはあるけれど、「これのどこがいい」「悪い」というのは、一切言わなかった。

小池　ああ、それはいいですね。歌の場合は「言いようがない」のでしょうか。

永田　そういう感じですね。たとえば、録音に残っているんですが、河野が死ぬ前の日に、僕が口述筆記をしたんですね。そのときに「言葉の順番を変えたほうがいい」と、僕が順番を変えた歌があります。そういうことはありましたが、批評は一切していません。ただ、誰かの目を通すことに意味があるので。

だけど、逆に作品を純粋に味わえないというか、受け取れないという面もあったかとも思います。どうしても判断しちゃうんですね。河野が亡くなる前々日に詠んだ歌を口述筆記した中に、

長生きして欲しいと誰彼数へつつつひにはあなたひとりを数ふ

河野裕子　『蟬声』

という歌があった。これ、とてもいい歌なんですが、こんな歌を自分の目の前で詠まれたら、たぶん「ありがとう」とか「俺だってそう思うよ」くらいの反応はしますよね。そのとき、私の口をついた言葉は、まあ歌の内容にどぎまぎしたこともあったのでしょうが、「いい歌だよ」だった。なんという間の抜けた対応だったか（笑）。選者の目になってしまっていて、今から思い出しても恥ずかしいですね。

もう一つ彼女が亡くなってから思うのは、「自分の書いたものを全部読んでくれてる人が一人はいる」という安心感がすごくあったんだ、ということです。河野に逝かれてしまってから一番不安なのは、自分の書いたものを全部読んでくれている存在がないことです。雑誌に出したら必ずレスポンスもあるし、読者から手紙をもらうのはありがたいんだけど、さっきの言葉で言うと寄る辺のなさというか。

小池　そうですね。書くものもそうですし、人間関係もほぼ全部、お互いに知っていたわけですから。藤田も私も互いの知人について、会ったことがない人でも、どういう背景の人なのか、だいたいわかるし、名前も知っていました。そういうすべてのことをオールラウンドに話せる相手が一人もいなくなってしまった。

たぶん夫が会社員で妻が主婦というように、分けて生活していれば、片方が亡くなっても、その欠落した部分はもともとないものだから、わからないままで日常に戻れるのかもしれません。でも、私たちみたいに生きていると、あれもこれも人間関係も含めて、過ごしてきた時間や何もかもが共有物になっていたので、すごくくだらないテレビを見て、「あ、これ何々だったよね、あのとき一緒に見たよね」とか、そういうことを聞いてくれる人がいなくなってしまった。それから私はよく感じるんですけど、共に老いていく相手がいなくなっちゃった――ということが一番大きいかな。

永田 藤田さんが「おばあちゃんになったときの君を見たかった」って。

小池 そう。言われたときは胸が詰まりました。

永田 河野自身も、かわいいおばあちゃんになるしかないという歌を作っていて（笑）。

かうなれば可愛い婆ちゃんになるしかない　軽い丸メガネを買ひにゆく

河野裕子　『体力』

死なれてしまって思うのは、年を取ったときの河野を見てみたかったということですね。私も、こんな歌を作っています。

よく笑ふ妻でありしよ四十年お婆さんのあなたと歩きたかつた
お婆さんのあなたはきつと手拭を被つて箒に凭れただらう

永田和宏　『夏・二〇一〇』

小池　うん、同じです。

永田　藤田さんもそう思っていたんですね。

小池　みんなそうですよね。私たちは残されて、まだ生きて、老いていきつつあるけれど、遺影はずっと若いまま。それが可笑《おか》しいやら、悔しいやら。裕子さんは亡くなってもう一一年ですか。

永田　二〇二二年で一二年ですね。

小池　とすると、一二年前の遺影になるわけですね。

永田　小池さんの本（『月夜の森の梟』）に書いておられましたが、時間が経つと亡くなったときの藤田さんと親子くらいの年齢差になってしまう感じですね。

小池　いつかはそうなってしまうのでしょうね（笑）。

一人だと感じるとき

永田　「河野に自分のすべてを知っておいてほしい」という思いは、今でもすごく強いんです。ひしひしと感じるのは、たとえば職場ならば、僕は京都大学から京都産業大学に移りました。学部長を引き受けて、新学部創設に動き始めてから河野のがんの再発が見つかって、移って三カ月で河野が亡くなった。そうすると、僕が京都産業大学にいた一〇年間については、河野はほぼ知らない。今はＪＴ生命誌研究館というところに行っていますが、もちろん河野はまったく知らない。つまり河野の知らない時間を、僕が生きている。

小池　すごくわかります。私の場合はコロナについて一緒に語ることもなかったんです。

永田　藤田さんが亡くなったときは、コロナはどんな状況でしたか？

小池　二〇二〇年の一月の末でしたから、コロナが蔓延《まんえん》する直前でした。本人が「葬式もお別れ会もやらないでほしい」と言っていたので、弔問《ちょうもん》の会を開きました。そのころはまだみんなマスクもしないで、普通に来ていましたから、本当に直前でした。

永田　河野は東日本大震災（二〇一一年）を知らないんですよ。亡くなった翌年に起こったので。

小池　そういう世界的な出来事について、語りあえなかったんですね。

永田　そうですね。東日本大震災もそうだし、コロナやウクライナ戦争もそうですが、「このことについて、河野はどんなふうにしゃべっただろうか」と思うときに、つくづく自分は一人だなと思います。

小池　今はお一人でお暮らしですか。

永田　娘がウィークデーに孫と二人で来てくれていたんですが、コロナになってからは来る機会が少なくなって、一人の時間がすごく長くなりましたね。まあ、一人暮らしというのに近いな。

小池　どうですか、一人でいるのは。

永田　僕ね……飯はいちおう一人で全部、作っているんです。

小池　うー、すごい（笑）。

永田　誰かと飯を食いに行くのは好きなんだけど、一人で外食ってダメなんですよ。

小池　ああ、私もダメです。もう行くのが嫌になっちゃう。

永田　そのうえ作ってあるものをスーパーで買ってくることができないんです。だから、一から自分で作っています。

小池　私も、お惣菜買ってきてすませるのがあまり好きじゃないので、同じく、全部自分で作ります。いつも二人で隣同士に座って、テレビをつけながら食べていた食卓に一人で座って、二人で観ていたのと同じ七時のＮＨＫニュースをつけて。だいたい眺めてる番組も同じなんですよね。頭の中ではずっと何かしら考えてるんですけど、深く考えたり感じたりしてると、よくない方向にいきそうになるので、さっさと食べて片づけてしまいます。

別の時間を生きるしかない

永田　小池さんは本の中で、藤田さんの病気がわかる前と後で時間が変わったということを書いていますね。それはどういう感じですか。

小池　彼が末期がんだと宣告された瞬間、自分の中を流れていた、それまでの時間が停止してしまったんです。別の形で「闘病」という名の時間が流れ出して、彼が亡くなったあとはまた「死別」という名の別の時間が流れ始めた。まだ彼が元気だったころに流れていた時間――「流れのままに私は老いていき、死んでいくのだろう」と、信じて疑わなかった時間が完全に遠い彼方《かなた》へ消えてしまった。その時間を引き寄せて、今の時間と結びなおして、固い結び目を作って、また新たに生きていきたいと思うんだけれど、そんなことは永遠に叶わぬ夢――という感じですね。

永田　藤田さんが病気になる前の時間と今の時間を結びなおす？

小池　結びなおしたら、闘病中のつらかった時間が帳消しになって、いつかは自分も元気になって元に戻れるのではないか――という幻を見るんです。でもそれは全然無理で、一度途切れてしまった時間はそこで終わっていて、私はもう、別の時間を生きるしかないという感じです。

永田　伴侶の病と死を通じて、決定的に変わってしまうものってありますよね。

小池　おそらく死別を経験した人が苦しいのは、押しなべてそういう変化のせいではないかと思いますね。

永田　時間については僕も思うところがあります。小池さんにとっては藤田さんが「病気になる前の時間」とがんを宣告されてからの「闘病の時間」、そして亡くなってからの「今の時間」――三種類の時間がある、と。

小池　そうですね。

永田　その中で「闘病の時間」は、今、振りかえってみるとどういう時間だったんでしょうか。

小池　凄絶な時間でした。ただ凄絶ではありつつ、先ほどもお話ししたように、お互いに仕事をやめていたので恋人時代に戻ったような時間の使い方ができたんです。彼の体調がよいときは、天気を選んで、近くを散歩するとかね。それまでは「忙しい」と滅多に手伝ってくれなかったんですが、スーパーで一緒に買い物をしたり、優しい時間を過ごすことができました。でも、そうやって過ごしているときも気持ちの奥底に、「この人、来年の今ごろいるだろうか」という不安と恐怖の塊との闘いでした。そんな気持ちを表には出せなかったし。

永田　それまでの生活を変えたのがよかったんですね。うちが失敗したのはそこです。

小池　失敗？

永田　本にも書いたんですが、河野は僕の言うことが絶対だったので、僕が動揺してはいけないと、それを一番に思いました。河野の病気のために僕が生活を変えると、河野が動揺するのがわかっていたので、あくまで平静でいよう。これまでの生活を一切変えない、と思っていました。

小池　ああ、書いてらっしゃいましたね。

永田　僕自身がすごく強がっていたんです。僕ももちろん動揺するし、こちらのほうが不安でどうしようと思うんだけど、「ここで僕が弱みを見せたら、河野はもっとダメージを受ける」という確信があったので。

平然と振る舞うほかはあらざるをその平然をひとは悲しむ

永田和宏　『後の日々』

結局、生活を変えなかったことで、河野は「私だけ置いてきぼり」と思うようになった。

小池　ああ。永田さんの歌集のタイトルにもなっていますね、『置行堀《おいてけぼり》』（現代短歌社）は。

永田　そうなんですよ。今ごろになって気がつくのも、本当お粗末なことなんだけど。小池さんの場合は、自分も仕事をやめて、藤田さんもやめて、「闘病という時期に二人でこれから入るんだ」と、決めたわけですね。そういう姿勢が大事なのかなあ。

小池　大事かどうかはわかりませんが、そのときは仕事をやめる選択肢しかなかったんです。実際には、まあまあ二人で抱きあって、泣いて泣いてをやってましたよ。最初のころは。

永田　僕たちはそれができなかった。再発になってから、今度は僕のほうがもうどうしようもなくなって、河野にすがりついて泣いたことがありました。そのことを河野はすごく喜んで、歌に作っているんです。

死なないでとわが膝に来てきみは泣くきみがその頸子供のやうに
河野裕子『蟬声』

死ぬな　男の友に言ふやうにあなたが言へり白いほうせん花《くわ》
河野裕子『葦舟』

小池　裕子さんの場合は手術をしてから八年間ぐらい元気でいらしたから、よけいに「置いてきぼりにされている」という気持ちが強まったんじゃないでしょうか。うちは薬が効いて、すこしだけよくなった時期はあったんですけど、本当にわずかでしたから。ずっと転がり落ちるような感じだったので。

永田　病状についてはどうなるかわかりませんからね。

再発してから

小池　うちは裕子さんとは逆で、再発がわかってからは喧嘩ばかりでした。

永田　そうですか。

小池　なぜかというと、彼がイライラするんです。「もう俺はダメだ」となってしまう。どんなに私が励まして、「一緒にいようよ。一緒にいるからね」と言っても、「いや、そんな言葉だけの問題じゃないんだ。俺はもう諦めてるから」って言い出して。そのころには、私にも彼の気持ちを受け止めるだけの力なんか、なくなっていたんです。あるとき夜中に大喧嘩して、私が「じゃ、いいよ！　一人でやってよ」とか言って、車のキーをもって外へ飛び出して、泣きながら車であちこち、真っ暗な中を走り回って帰ったこともありました。彼にはもう私しかいないとわかっていながら、再発してからは私に気持ちのすべてをぶつけてきて、私がそれに耐えられなくなっていた。冷静に考えれば、彼が近づく死に対しての不安にいたたまれなくなって、私にぶつかってきていたことはわかるはずなのに。こちらも完全に余裕を失っていました。

永田　うちとはちょうど、反対ですね。

小池　面白いぐらい反対ですよ。今になってみると、「ああ、あのとき、ああしてやればよかった」と思うことが満載なんですけれど、でも、切羽詰まった現場に立ち会うと人間は素の自分が出てしまう。どうしようもなかったです。

永田　今の「ああしてやればよかった」という言葉ですが、僕の場合は「本当に俺でよかったのか」という気持ちがあるんです。

小池　うん、書いてらっしゃいましたね。

永田　『あの胸が岬のように遠かった』（新潮社）で、僕たちが若いころのことを書いたのも、そうした気持ちがあったからです。河野が亡くなるとき、最後は本当に感謝して逝ってくれたことは自分でもよくわかっています。それに「河野みたいな人に付きあえるのは俺しかいないだろう」という自信もあるんだけれど（笑）。

小池　あ、それは私もあります。他の誰一人として無理だろうと（笑）。

永田　藤田さんもそう思っていたわけ？

小池　向こうも思ってたでしょうね。

永田　河野も「永田には私しかいない」と思っていて、それはもう本当にそうなんですよ。ただ小池さんも書いておられるけれど、亡くなってしまうと、どうしても後悔することばかりが出てくるんですよね。

小池　はい。最後は在宅で闘病していたんですが、在宅だと一から十まで面倒を見なきゃいけなくて、こちらも体力の限界みたいな感じでした。訪問看護を頼んでいたんですが、藤田の性格的な問題で、訪問看護に来てくれるナースたちにもイライラして、怒鳴りまくったりする。そうなると私があいだに入って、「ごめんなさい、ごめんなさい、こんなときに」なんて、とりなすことになって、頭の中がぐちゃぐちゃの毎日。藤田は肺がんだったので、最後、呼吸が苦しくなってきて酸素吸入器をつけていました。その機械の音が不規則にならないか気になって、ほとんど眠れない毎日でした。こちらも半分意識があるのかないのかという状態で生きていましたので、向こうが何か言ってくると、カーッとなっちゃって。

永田　わかります。

小池　今になってみると、どうしてあの最後の数日、もっと優しくしなかったんだろうと思います。

個であることとの心構え

永田　在宅看護は何日ぐらいだったんですか。

小池　三週間ぐらいですね。

永田　家族が耐えられる時間の問題はありますね。

小池　あると思います。

永田　肉体的な疲労だけじゃなくて、精神的な疲労もあるわけですから。

小池　精神的な疲労のほうが大きいかもしれません。

永田　うちの場合は、大学に勤めていた娘が仕事を休んで家にいてくれたので、精神的にも肉体的にもすごく助かりました。一人しかいないと、精神的なストレスをすべて一人でひきうけなくてはならないし、仕事も休まなくてはいけないしたいへんですよ。

小池　そうなんです。

永田　在宅医療や在宅看護はこれから社会的にも大きな問題になっていくと思います。

小池　私には同居家族がいないので、これから一人で身の振り方、人生の最後をどう過ごすのかについて考えなくてはいけません。行政の力を借りたり、これから制度もいろいろ変わっていくとは思うんです。それでも人間が最期に向かうときの心のありようの問題は、お金を払って誰かに聞いてもらう話ではない。身近にいる、一番信頼できる人に語りかけたり、手を握ってもらったりしながら、最期を迎えていくのが一番いいんじゃないかと思うんですが、それは法律や行政の力だけでは解決できないでしょうね。まずは日本人みんなが「個であることの心構え」を、これから鍛えていかなくてはいけない時代じゃないかなと思います。

永田　今おっしゃったように、最後まで会話できる人間というのが大切ですね。河野がいなくなったので、僕は二人の子どもに「(自分の書くものは) 全部、読んで」と言って、向こうは迷惑してると思うけど、このころは強制的にみんな読ませています (笑)。まあ、うちは幸い息子も娘も歌人なのでね。とはいえ連れ合い、パートナーと話しているのとは全然、違います。子どもにもそれぞれの家庭があるわけで、「死ぬときは自分も一人だな」と思う以外ないです。

小池　私も思ってます。逆に「一人のほうが気が楽かな」とも思うし。私が若いころのドラマでは、死の床についてる人のまわりには必ず家族がいて、息を引き取るまで見守っているのが一般的でしたが、どんどん変わってきちゃったので。

永田　こうなってくると先に死んだほうが勝ちだという気もするなあ。

小池　私はずっとそう思ってますよ。夫婦は早く死んだほうが勝ちだな、って。でも、私たちは負けちゃったので (笑)。

再婚しないとは言えなかった

永田　今になって何か、「相手にこういうことを言ってやりたかったな」ってことは思いませんか？　僕は河野に言ってやろうと思って言えなくて、いまだに後悔してることがいくつかあるんです。一つはね、「あなた、綺麗だよ」と言ってやりたかったんだよね。

小池　大事ですよね。言わなかったんですか。

永田　うん、あまり言わなかったなぁ。

小池　うちはね、それだけはよく言ってくれました（笑）。

永田　ああ、それは偉いわ。それから亡くなる少し前に、「俺、再婚しないからな」って、言おうと思ったんです。でも言えなかった。

小池　どうして言えなかったんですか。

永田　ひょっとして、なんかそんなこと、あるかもしれないと思ってしまって。

小池　再婚する気だ（笑）。

永田　いや、本当にバカだと思うんだけど、「再婚しないからね」と言おうと思ったときに、「いや、本当に責任もてるのか？」と、考えてしまった。アホですね。

小池　ひょっとするとあるかもしれないと。

永田　そこがね、僕の浅はかというか変な責任感というか、ダメなところで、河野に言ったら喜んだと思うんだけど。

昭和の恋愛

小池　今回、永田さんのお書きになった一連のエッセイを読んで思ったんですが、すごいロマンチストで、言ってみれば恋愛至上主義なところがおありですよね。私も藤田もそうでしたし、裕子さんもそうだったように感じます。あの昭和の時代、それこそ七〇年安保の時代を生きた人間といいますか。

永田　まさに七〇年安保ですよね。『恋』(新潮文庫)を読んでいると、もう本当に同時代だと感じます。

小池　そうそう(笑)。永田さんと裕子さんがよく行っていた「らんぶる」という喫茶店、渋谷にもあったんですよね。私は当時、父の転勤で仙台にいたんですけれど知っていましたよ。すべてが懐かしい。

永田　渋谷の名曲喫茶にはよく行きました。

小池　「ライオン」とか(笑)。

永田　今の読者には「いい気なもんだ」と、思われるかもしれませんが。

小池　いいじゃないですか。最近、自分が過ごした時代のことを書き残してくださる方が少なくなってきましたから、大切だと思います。「中高年になった人が昔を懐かしんで書いてると思われたくない」という意識が強いのかな。作家が通り過ぎてきた時代について、真面目に向かいあって書いてもいいと思うんですが、意外と少ないんです。

永田　我々の世代は、今の若い世代よりもずっと不器用でしたね。最近は「家族なんて悪の根源だ」と言われていますが、我々、不器用な世代はうまく立ち回れなかったというか。僕が河野に「再婚なんかしないからね」と、このひと言を言えなかったのは、結局、不器用だからだという気がします。

小池　不器用なのに正直でもある。トイレの前まで行ってしゃべっているなんて。

永田　小池さんと藤田さんが傷つけあったとおっしゃいましたが、僕と河野も同じだという気がします。でも、傷つけるとわかっていても、どうしても言わざるをえなかったというか。

小池　もう我慢できない（笑）。

永田　そうなんですよ。

小池　あの時代を生きた男女のもっている、ちょっと特殊なロマンチシズムとセンチメンタリズムがあるので、「再婚しない。あなたが最後よ」と言ってしまったら嘘になるんじゃないかという気持ちはすごくわかります。
　私が一番、言ってあげたかったことは……彼は死の床でこう言ったんです。「お前はいろんなことをしてくれたし、たいへんな女だったけど、俺にとっては唯一絶対の女だった」と。そのとき私は黙っていて、「私にとってもあなたは人生最後の男だったよ」と言おうと思って、喉元まで出たんですけど、そのとき「違うかもしれない」と思ったのかもしれない（笑）。
永田　（笑）。
小池　このあとおばあさんになって、こういう悲しみや苦しみを乗り越えた先に、もしかしたら別の出会いがあるかもしれない——という思いが頭をよぎったら、「人生最後の男よ」とは言えなくなった、というところでしょうか。
永田　まさに、同じだなあ。
小池　言ってあげれば、安心しただろうと思うんですが、まあ聞いてなかったかもしれないけど（笑）。

書き言葉と話し言葉

永田　なんというか、書く言葉に比べて話す言葉は薄っぺらく聞こえる気がしませんか？

小池　あります、あります。

永田　聞く場合もそうですし、自分がしゃべる場合も。大切な場面の言葉ほど、自分が「大丈夫かな」と思ってしまうと、声に出なくなってしまうとか。

小池　うんうん、わかります。

永田　おそらく、これが最後の挨拶になると思ったとき、「ありがとうございました」というひと言が出てこない。なぜだろうと考えてみると、一つは、言ってしまったら、その人に「もうこれでお別れですよ」と言っているみたいで残酷だというのと、もう一つは、「ありがとうございました」といった、薄っぺらで埃にまみれた言葉で言ったら、自分がもっている感謝の思いが全部嘘になってしまう気がして、言えなくなってきます。

小池　わかります、それ。

永田　小池さんが言った、「あなたが唯一の男だったよ。たった一人の男だったよ」という言葉も、本当にそう思っているのに口に出してしまうと、嘘っぽく聞こえる気がするんじゃないですか。

小池　そうなんです。もっと深い意味で言いたいのに、かと言って、シチュエーションとしては細かく説明するのも変でしょう。それで思わず黙ってしまったのが心残りといえば心残りですね。言ってあげたかったのは本当だし、彼はその言葉を聞きたかったんじゃないかと思うので。

永田　僕の場合は、河野が亡くなって三カ月ぐらいしたら、「あなた、再婚しなよ」という人が何人も出てきて、全部断ったので、こんなに断るんだったら、河野に「再婚しない」と、言ってやればよかったと思いました。

小池　裕子さんを亡くされたとき、おいくつだったんですか。

永田　僕は六三歳です。

小池　そうか、まだ若いですものね。

永田　「窪《くぼ》田《た》空穂《うつぼ》なんて五〇過ぎで三度目の結婚をしたんだよ」とか、いろいろ言われました。

『あの胸が岬のように遠かった』

小池　裕子さん亡きあと、しばらく経ってから若いころの日記が見つかった。『あの胸が岬のように遠かった』では、日記を抜粋しながら書き進めていきますよね。日記はけっこうドラマチックというか、当時、N君という別の好きな男の子がいたことや、自殺未遂してしまったことなど、お書きになるのに勇気が要る内容だったと思うのですが、亡くなった裕子さんの日記を公開することについては迷われました？

永田　迷いがなかったと言えば嘘になるけれど、罪の意識というか、後ろめたさみたいなものはなかったですね。実は僕自身、正直言って、あの日記を読んで感激したんです。それは僕に対してではなく、むしろNさんに対する河野の思いの一途《いちず》さについてです。たった一回しか会ってない相手に、少女のある種の理想であるとしても、あんなに一途に思いを寄せていたこと。しかも僕とのあいだで揺れて、僕の前で倒れることも何度もあった。そうした出来事の奥に、それほどまでに一途で真剣な思いがあったのか、と。一晩に何十枚も日記を書いていたり、「こんな女性もいたんだ」ということを、知ってほしいという思いがあったんです。

それで書こうと思ったんですが、そのときに決めたのが「いいところだけ取るのはやめる」、そして小池さんならわかっていただけると思うけど、「小説にしてはいけない」と。

小池　うん、そうですね。

永田　小説にしないというのは、それを書ける力もないし、小説家の前で傲慢なもの言いで申し訳ないのですが、自分でそう思っていました。たとえば「この場面で木の様子やいろいろな描写を書きこんだら、もっといい場面になる」と思うんだけど、それは一切やめる。そして日記には河野にとっても僕にとってもまずい内容もあるけれど、それは書く。逆にまずいことも書かないと、河野は絶対に怒るでしょう（笑）。

小池　河野さんならね（笑）。

永田　まあ、やったこと自体については抗議もありました。人の日記の一部とはいえ、公開しているわけだから。

小池　あ、そうなんですか。

永田　うん。出版社に長々と電話してきた人もいたそうだし。

小池　へぇー。いろいろな意味で反響がすごかったんですね。

永田　うん。で、そこまでやるかっていうのがあって。でも、中途半端にやったら、これは死者への冒瀆《ぼうとく》だという思いがすごくあって。

小池　私は女だから思うんですが、裕子さんはご自分の日記を夫である永田さんが読むだろうことを考えていたと思います。むしろ「読んでほしい」という気持ちがあったんじゃないでしょうか。なぜなら裕子さんは病気が再発してからは、ご自分がそんなに長く生きられない可能性を何度も考えたからだと思うんですね。つまり日記などを整理する時間はあったはずです。それなのに残したままにしてあったのは、妻である裕子さんが若い時代に何を考えていたのか、彼女の心の風景を正直に綴《つづ》った日記から知ってほしかったのだと思います。だから今回、裕子さんの日記を引用しながら、永田さんのエッセイの中に入ることを彼女は喜んだと思います。私が『あの胸が……』を読んで羨《うらや》ましいなと思ったのはそこですね。若いころから、長い時間を一緒に生きてきたご夫婦なんだな、と伝わってくるところ。

永田　結婚していた年は同じじゃないですか。

小池　長さはね。だけど、うちは若いころは別々でしたから。実は私も、裕子さんと比較のしようもないんですが、一日に一〇ページぐらいの日記を書いている少女だったんですよ（笑）。そこには当時、好きだった男の子のことや、気取ったことを書いている。今も捨てずに取ってありますが、もしも私が先に死んでいたら、藤田は日記を読んだんだろうな――と、いろいろ考えてしまいました（笑）。

永田　ただね、彼女は僕に読まれることは思ってなかったと思う。というのも彼女の実家の押し入れから、本や娘のお雛様、いろいろな物を預けてある中に残っていたんですよ。つまりね、僕はもうすっかり忘れてたんだけど、実家の押し入れに……。

小池　そうか、では忘れていたのかもしれないですね。

永田　うん、忘れていた可能性もあるんですよね。だからもう「わからない」という以外ないんですが、僕に読ませたかったわけでもないかな、と。

夫の日記

小池　日記を目の前にしてページをめくるとき、怖くなかったですか。

永田　日記があるとわかってから、七年くらいは読めなかったです。

小池　ああ、やっぱり。藤田ががんになって再発がわかってから、親しくしていたバーのママさんが三年日記を彼に送ってきてくれたんです。「三年日記を送るから、毎日毎日いろんなことを書きつけてくださいよ」って。彼はそれを茶化して笑っていて、「俺が三年も生きるわけねえだろ」なんて言いながら、日記は寝室の彼のベッドの脇にいつも立てかけてあったんですね。

亡くなったあと、火葬した日の晩か、翌日だったかな。「そういえばここに三年日記があるんだ」と、何も書いてないだろうと思って開いたら、ワーッと文字が書いてあって、思わず閉じました。まさか本当に書いてあるとは思わなくて、もうそのままです。まだ開く勇気がない。だから私も七年ぐらい経ったら読めるかもしれないですね。

永田　こんな言い方は変かもしれませんが、小池さんにとって、藤田さんはどういう存在だったんですか。

小池　そうですね……自分でも同じことをよく考えるんですが、出会った当初はね、なんかカッコよかったんですよ（笑）。

永田　うん、そうでしょうね。

小池　フランス人と結婚してパリに流れて、航空会社に勤めていたんですけれど、彼女のほうが日本人と恋愛して、子どももいなかったから別れようとしていたタイミングで、私たちは日本で知りあったんです。それで、たちまち恋に落ちたという……。

永田　何歳のころですか？

小池　二八、九歳ですね。彼が帰国するたびに六本木へ踊りに行ったり、映画を観に行ったりして。それで一緒になったんですが、まだ向こうは籍が抜けていなかったので、パリ旅行をしながら籍を抜いたりしていました。今さらですが、カッコいい姿かたちの男だったのですが、だんだん、さっき言ったように息子のような感じになっていって（笑）。そして死んだあとには、「私は精神的にも肉体的にも物理的にも時間的にも、一つに溶けあってたような息子を失ったな」という感覚が強いような気がしています。

永田　前に『知の体力』（新潮新書）という本の最後に少しだけ書いたんですが、僕の場合は、河野の前に出ると自分の一番いい部分が出てくるような気がしていました。逆に、その人の前に出ると、自分の嫌な面ばかりが見えてくる人もいるじゃないですか。

小池　います、います。

永田　でも河野の前に出てしゃべっていると、どんどん自分が開いていく。そんな存在だった気がするんです。河野はおだて上手なんですよ。僕はおだてられ上手。

凄いわねえとあなたが褒めて褒められて褒められ上手のわたくしがゐた

永田和宏　『置行堀』

なんて歌も作ったことがありましたが、僕が何か言うと「あなた、すごいこと考えるね」と言われて、すると「こんなことも考えられる」と、話すうちに自分がどんどん開いていくというか、「自分はこんな面ももっている、こんなことも言えるし、考えているんだ」と、自分で見えてくる。そんな相手が、僕にとって河野裕子だったという気がするんです。

今、自分の中で一番こたえているのは、河野裕子を失ったことだけでなく、「河野裕子の前で無邪気に輝いていた自分」がいなくなってしまったという喪失感なんです。なんというか、これだけはどうしようもないな。

小池　その感覚、すごくわかります。私自身も彼にとっての理想の母親なんてできるわけがなくて、まあ息子のような存在だったとはいえ、自分も彼の前では包み隠さずにすべてを出せた。外からは「なんという会話をしてるんだろう、この夫婦は」と思われたかもしれないけど、気持ちいいじゃないですか、何でも話せるのは。普通だったら夫婦で言わないようなこともしゃべってましたし。

永田　それは僕たちよりも、はるかにそうだったろうな。

小池　なんでも見せあえて、話しあえる存在がいなくなったことで、それまで流れていた時間や生活がその瞬間にバッサリと断ち切られてしまった。完全に別の次元に入ってしまったというような感じがしてます。

永田　私の場合も自分を実感できる場がなくなったというか、河野と話しているときの自分がもち得ていたものを失ってしまったというような頼りなさ、寄る辺なさがあります。

小池　そうなんですね。実感といえばいいのかな。自分が自分であるという実感がなくなってしまった。そう言いながら、永田さんは裕子さんが亡くなられてから一二年間も生きてこられた。その間もお仕事もしていて、私もとりあえず生きている。そのこと自体が不思議な感じがしませんか（笑）。

永田　仕事ができるのはありがたいことで、何もやることがなかったら、今のように生きているのはたぶん無理だった。亡くなってから、河野の後始末に振り回されたんですよ。河野が書いた本や二人の共著を出すとか。最初に、藤田さんも小池さんも仕事をやめて、二人だけの生活をおくったとおっしゃっていましたが、うちはまったく逆で、がんの再発がわかってから河野と僕とで「京都歌枕」という連載エッセイを京都新聞に始めました。京都の歌枕を実際に二人で訪ねてね。これを亡くなったあと『京都うた紀行』（京都新聞出版センター）として一冊にした。僕と河野と息子と娘とで、新聞に毎週、家族交代で「お茶にしようか」という連載エッセイも始めたんです。これも『家族の歌』（文春文庫）という本にしなければならなかった。河野は「京都歌枕」の連載が終わった直後、本のための前書きを口述筆記で書いてから、一二日後に亡くなったので、本は知らないんですけれど。

小池　裕子さんがお仕事をされてるあいだも病魔は進んだわけですよね。そのあいだ治療はなさってたんですか。

永田　うん、治療もしてました。

小池　では通院に付き添ったりもしていらした。

永田　もちろんしていましたね。

小池　そうなると永田さんのほとんどの時間は、裕子さんのほうに？

永田　最後の三カ月くらいは、大学を休んだりしましたが、それまでは大学に行っていました。そのあいだ河野は自宅ですね。

河野は最後に共同作業をしたかったんだと思うんです。「京都歌枕」の取材には必ず二人で一緒に行きました。「もうこの場所を彼女と見ることはないな」と、思いながら帰ってくる……。最後のころは一人で歩くのが難しくて、ちょっとした坂を上るのもフラフラで、途中で何度も休みながらでしたが、とにかく最終回までやりました。

小池　死にゆく人間の心の内を、私は藤田を通じて知ったんですが、本当に十人十色というか、人によって全然違うんですね。藤田の場合は一切の仕事、社会とのつながりを絶って、私との小さな世界の中で安心した最期を迎えたいという気持ちが、すごく強かった。その気持ちに添ってあげることはできたと思っています。

「限りある命」とよく言うけれど、秋が終わって冬が来て、次は春だよ、もうすぐ桜が咲くよ――という、当たり前に過ごしてきたその時間の流れが、いつか必ず断ち切られることがわかりながら、それを意識しないような顔をして、一緒に暮らすというのはね、本当にもう二度とやりたくないですね。言葉の一つひとつが、励ましているつもりなのに相手を傷つけることもあるし、向こうもいろいろなことを感じていて。

だから、裕子さんは共同作業をすることによって、夫婦の絆というか、最後に形になるものを作って満足したい気持ちがあったんだと思います。藤田の場合は社会とのつながりのないところで過ごすのが希望だったということですね。

永田　藤田さんは小池さんとの濃密な時間を作ることを考えていて、河野の場合は共同作業という形で、いつも一緒に何かを書くことを通じて、最後の時間をある種、濃密なものにしたかった。

小池　根っこのところは同じなんでしょうね。とにかく、永田さんがお書きになったものを読むと、私たち夫婦との共通項がたくさんあって、笑いながら読んでいました。

残された者の時間

永田　どこかのインタビューで、『月夜の森の梟』の連載をなぜ一年でやめたかについて、「文章の透明感を維持するのに一年がちょうどいい区切りだった」とおっしゃっていますが、もう少し説明していただけますか。

小池　この対談の初めにも言いましたが、物書きにはいつも書き出す前に「この作品はこう仕上げたい」とか、「このテーマをこう料理したい」とか、いろいろな形での野心も含めた企みがあるんです。けれど、『月夜の森の梟』を連載していた一年間に関しては、そんな企みはなくても書ける自信があった。とはいえ、一年を超えてしまうと、よくも悪くも私の中に、ある種の客観性と冷静さが少しずつ戻ってきて、別の要素が文章の中に入りこんでくるんじゃないか、と。一年は私にとっては確かに短くて、もう少し書けたかなとも思うんですが、キリのいいところで終わったほうが、透明度がそのままの形で残せるんじゃないかと判断しました。

永田　本を拝読していると、小池さんがおっしゃる「透明感」が、よく理解できます。僕自身もうまく説明できませんが、一年でちょうど季節もひと巡りして一つの区切りになると思いますし。

小池　書いていた一年というのが、もっともつらい時期だったんです。他の方もそうじゃないかな？　一周忌を迎えるくらいまでが、もう本当につらくて。今年が三回忌だったんで、私自身はそのころまでダメでしたが……。

永田　僕自身はつらいという感じがあまりなかったんですよね。鈍感なんだろうか。

小池　本当に鈍感だったら、ああいう本は書けませんよ（笑）。

永田　河野が亡くなってすぐ、一番つらかったときに、彼女の本を作らなきゃいけなくて、振り回されていたのがよかったのかもしれません。小池さんはまだ、その一番つらいところにおられるんだけど。

小池　そうですね。コロナじゃなければ、もっと東京と行き来したり、会いたい人たちとお酒でも飲んで（笑）、早く回復していたと思うんです。でも人に会うこともできなくなって、そこでも分断されたんですよね。

永田　そうだね。それは本当だな。そういう時間のあり方、たまたまですけど。

小池　『たとへば君』だったかな、最後のほうに「あとがき」のように書かれたところで、永田さんはご自分が長生きしなきゃいけないと思ったと。なぜならば、自分が死んでしまったら、もうそこで河野の記憶が断ち切られてしまうから――ということをお書きになっていますね。

最近、私は次のような一首を作った。

わたくしは死んではいけないわたくしが死ぬときあなたがほんたうに死ぬ

死者は、生者の記憶のなかにしか生きられない。だからもっとも河野裕子を知っているものとして、長く生きていたいと思う。それが彼女を生かしておく唯一の方法なのだと思う。(『たとへば君』文春文庫)

これはもう、本当にそのとおりで、私も同じように思っています。子どもじみているんですが、遺影に手を合わせながら「一緒に連れて行ってよ」と、泣きじゃくっていた時期もありました。でも少し冷静になって考えたら、私が死んでしまったら、彼と過ごしたあの時間はもう無かったものになってしまうし、彼の記憶もなくなってしまう。最近は大切だった記憶に、自分が生かされてるような感じもするんです。

永田　河野を思い出すことで、自分が生かされている感覚がありますね。

小池　特に、作品を残された奥さまだし、うちも夫が作家でしたから。私たちが生きていることによって忘れられずにそこにいる、残り続けるということを最近ひしひしと感じます。

といっても楽しいことだけを思い出しているわけじゃないんです。「あのとき、ああ言った」「言われた」と、怒ったりしたことも思い出します（笑）。当時は現実に対抗していくこちらの怒りのエネルギーが強かったんですが、今はただ淡々と「そういうことがあったな」と、思い出せるようになりましたね。

生物学と短歌のあいだで

小池　何回も聞かれている質問でしょうが、なぜサイエンス——細胞生物学と短歌という文芸を両立なさってきたのでしょうか。「二足の草鞋《わらじ》」という言い方は好きではないとおっしゃっていましたが、実際はどうだったのでしょうか。私などは、脳の中で二つのものが一緒に立ち上がるというのが想像しにくいんですけれど。

永田　二つのものに出合ったのは完全に偶然ですが、要するに、両方とも捨てられなかったんですよ。
小池　出合った時期はほぼ同じ？
永田　歌のほうが先で、細胞生物学があとでした。はじめは歌と物理だったんですよ。『あの胸が岬のように遠かった』に書きましたが、物理と短歌に出合ったのがほぼ同じで、結局、短歌のほうに力を取られて物理は落ちこぼれてしまった。就職してから生命科学へ行ったら面白くて、会社を辞めて研究者になったんです。

生命科学と歌、この二つが頭の中で両立していることについての問題は全然ないんですが、絶対的に時間が足りない。

ねむいねむい廊下がねむい風がねむいねむいねむいと肺がつぶやく
永田和宏『饗庭』

という歌を作ったくらいです。
日本人には「この道一筋」の美学というものが、どうにも抜きがたくあるような気がします。一つのことをやっているほうが偉い、尊いという考えが自分の中にも否応なくあって、どっちかに専念しないとダメじゃないかとずっと思っていました。研究というものは、それだけに専念していても、どれだけやったらそれでいいという終わりがない分野です。それなのにもう一方で別のことをやっている。これはどうしようもない〈うしろめたさ〉として、自分を責め続けているものでした。特に研究室を主宰して教授になってからは、学生たちには「サイエンスに没頭しろ」と言いながら、教授が別のことやっているんだから、どうしようもない（笑）。

小池　どちらかをどうしても選択しなきゃいけなくなったら、どちらをとりますか。

永田　……それができなかった。

小池　できなかった。今もできないんですか？

永田　うん。五五歳を過ぎてから、ようやく自分を許せるようになったというか、逆に「両方やってきてよかった」と、思えるようになりました。それまでは、結局、自分で自分を許せなかったんだと思うなあ。僕はペンネームを使わずに実名だったので、賞を取ったり新聞に出たりすると、研究室の若い連中もみんなわかるわけです。でも研究室の中では文学のブという字も出てこなかった。つまり、僕がすごいオーラを出していて、そんなこと一切口に出させないという雰囲気があったんだと思うんですよね。僕の中ではともかく、どちらか選ばなきゃダメだとずっと思いながら……。

小池　選べない。

永田　はい。結局、捨てられなかったんですね。河野がいなかったらね、僕はサイエンスに行ってたと思います。サイエンスも面白いんですから。

小池　そうでしょうね。私も藤田がいたから書き続けられたのは間違いありません。

永田　河野がいたこともあって、短歌もどうしても捨てられなかった。賞を取るとよく新聞記者に、「短歌とサイエンス、どういうつながりがあるんですか」といったことを聞かれるんですよ。みんな疑問をもつんですね。そういうときは自分も後ろめたいから、「結局、どちらも人の考えないことを自分でハッと気がつくところがよく似てるんじゃないですか」なんて言うと、満足して帰ってくれるんだけど、実際はまったく違います。自分の中では完全に対立するものとしてずっと存在していました。

　結局は、まったく関係ない二つのことを、とにかくどちらも手を抜かずに両方一所懸命やってきたというのが僕の人生なのかもしれない。五五歳過ぎてから、ようやく気がついたというかな。

小池　医者というのは科学系ですが、お医者さんで小説や詩を書く人はたくさんいますよね。相反するものではないと思っていたんですが。

永田　僕に言わせるとね、違いがあるんです。たとえば森鷗外《おうがい》は「午後一〇時までは医者で一〇時から小説家になる」と言っていたけれど、職業としてこなしているのと違って、研究者は二四時間研究者であってても足りないくらい。特に僕のいた京都大学には、ノーベル賞をとった山中伸弥《しんや》さんや本庶佑《ほんじょたすく》さんのような、どう見ても自分より頭がよくて優秀な連中がサイエンス一本にかけて、研究に没頭してるわけです。そういう場所にいて、彼らと同等かそれより劣るような僕が、研究の一方で文学をやっている。これは居たたまれない気がずっとしていました。

小池　そうかそうか、研究者は臨床医とは違いますからね。

永田　まあ、あまり言うと臨床の先生に怒られますが、両立は本当にしんどかったです。だからこのごろになって、ようやく「二つやってきた人生でよかった」と思えるようになったんです。

それにしても仕事ができるのはありがたいことで、何もなかったら、河野の死を乗り越えるのは無理でした。小池さんは、今はどんなふうに藤田さんのことを思い出したり、日常生活の中で感じたりしますか？

小池　それはもう、ずっとですね。二四時間、眠っているときでも頭の片隅にいるというか。思い出すというのではなく「一緒にいる」という感じです。

永田　確かに僕もずっと思っているな。ドクダミの花が咲くと、「このドクダミを刈るのにつきあわされた」とか。

小池　そうそう、そういう小さなことから始まって、本当にあらゆる記憶が消えませんよね。六〇代で夫と死別したある女性が、「一五年経っても喪失の哀しみは何も変わらない」と言っていました。皆さん同じだと思います。

撮影協力＝軽井沢ホテルブレストンコート

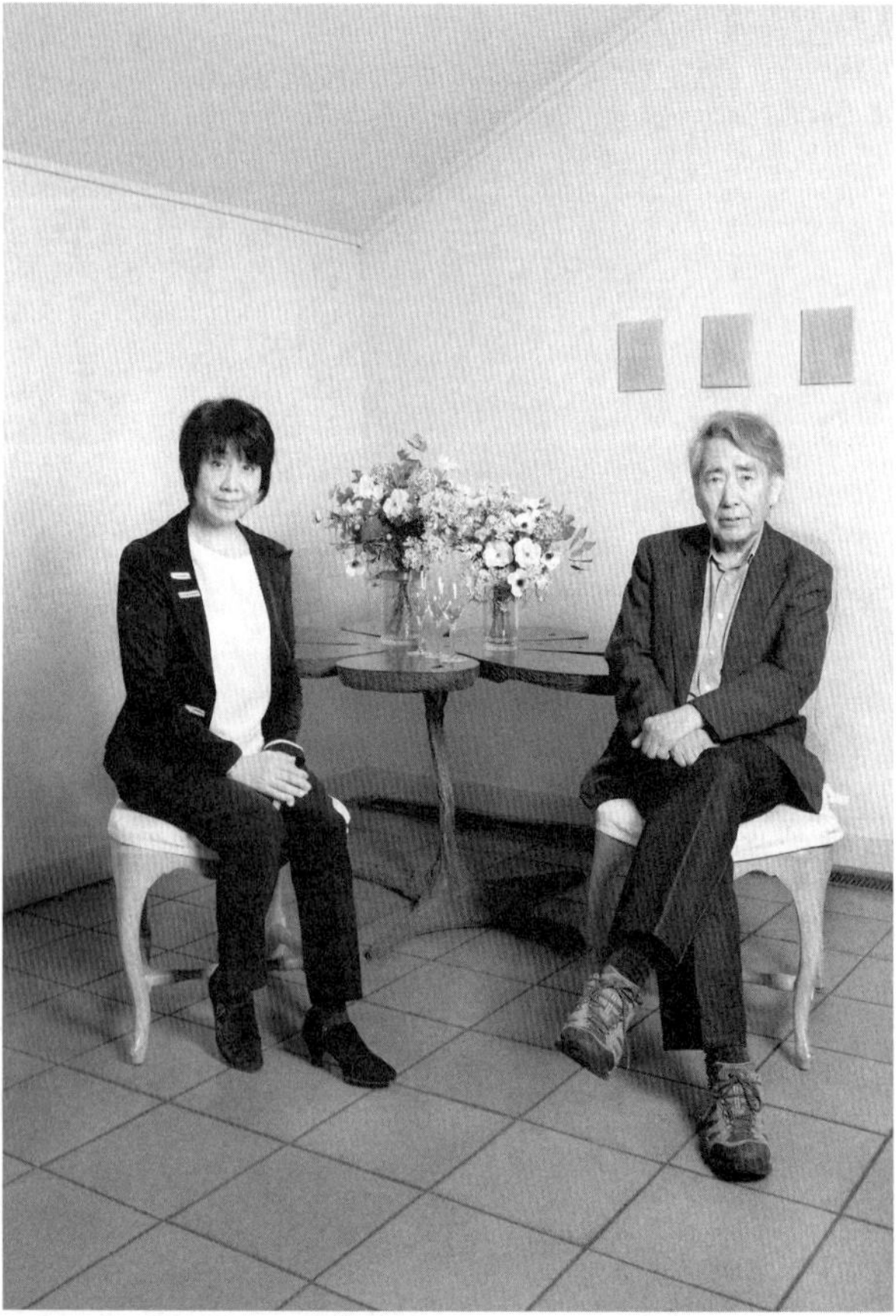

小池真理子(左)と永田和宏。軽井沢ホテルブレストンコートにて

夫として、科学者として

垣添忠生

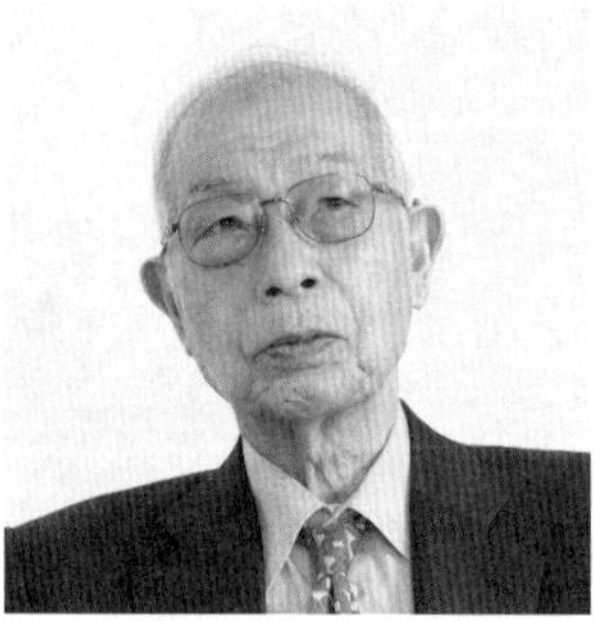

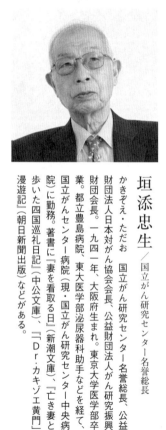

垣添忠生／国立がん研究センター名誉総長

かきぞえ・ただお　国立がん研究センター名誉総長、公益財団法人日本対がん協会会長、公益財団法人がん研究振興財団会長。一九四一年、大阪府生まれ。東京大学医学部卒業。都立豊島病院、東大医学部泌尿器科助手などを経て、国立がんセンター病院（現・国立がん研究センター中央病院）に勤務。著書に『妻を看取る日』（新潮文庫）、『亡き妻と歩いた四国巡礼日記』（中公文庫）、『「Dr・カキゾエ黄門」漫遊記』（朝日新聞出版）などがある。

国立がん研究センター名誉総長で、日本対がん協会会長を務める垣添忠生。長年医師としてがん患者に寄り添ってきた垣添は、二〇〇七年に最愛の妻をがんで亡くす。失意の底から立ち上がり、自身もがんに侵されながらもそれを乗り越え、現在はがんサバイバー支援活動を行っている。我々はがんとどう向きあっていけばよいのか。そしてがんを告知された人に対して、我々はどのように寄り添うことができるのだろうか。

永田　垣添さんは医師としてがんセンターに勤務なさり、現在は対がん協会の活動で様々な患者さんに接していらっしゃいます。

そんな垣添さんに、まずお聞きしたいのは「がんになった方にどう声をかけたらよいのか」ということです。がんになられた方に会ったときに、どのような言葉をかけたらよいのか。とても難しいと自分で実感しているのですが、垣添さんはどうお考えですか？

垣添　相手の方のがんの種類と状況によりますね。ステージ1などの初期がんだったら、今は治療法もあります。難しいのは、ステージ3、4である場合、特にステージ4のような状態でがんが見つかった方に、どう声をかけるのかは今でも悩んでいるところです。

基本的に、私は病気の状態をちゃんと告げることにしています。当然、ご本人はものすごく動揺されますよね。ところが人間は強いもので、だいたい三週間くらいで、ギアを切り替えるように「病気という新しい状況で、自分はいかに生きるのか」と考えるようになる。言い換えれば、その三週間をどうやって持ちこたえていただくか、医師として働いているあいだは、ずっとそうしたサポートをやっていました。

永田　がんであることを受容するプロセスがあるとのことですが、だいたい三週間でワンサイクル回る、ということでしょうか。三週間という時間の長さには、何か必然性はあるのでしょうか。

垣添　がんであったり、死の問題、あるいは緩和ケアに従事している人と話をすると、「強いショックを受けた状況から、三週間くらいで新しい状況に立ち向かうようになる」と言うのです。

ただ、もしもずっと落ち込んだ状態から立ち直れず、鬱《うつ》のような心理状態になった場合は、精神科の医師や臨床心理士などのプロに手伝ってもらう必要があるでしょうね。状況によっては睡眠剤などの薬を使うこともあるかと思います。

永田　なるほど。先生の奥様の場合はいかがでしたか？

垣添　妻は淡々と受け止めていました。妻はそれ以前にも肺腺《はいせん》がんと甲状腺《こうじょうせん》がんを手術して治していましたから。なので「今度もあなたが治してくれるでしょう」と、わりあい気楽にしていました。最終的に、とても厄介な小細胞肺がんだとわかったときにはショックだったと思うのですが、私から見ると落ち着いた様子でした。

永田　小細胞がんとわかるまでの時間が短すぎて、ご本人の気持ちが追いつかないという感じだったのでしょうか。

垣添　いえ、いざとなると肝が据わった女性だったので。事実を事実として、残念だけれども受け止めつつ「なんとかなるんじゃないか」という希望をもっていたんだと思います。ただ、全身転移が見つかったときには、さすがに「自分の命は三カ月だろう」と、余命を意識したと思います。

がん患者の家族として

永田　がんの場合、告知から亡くなるまでの時期が長い場合があります。いろいろな準備ができると思えばいいのですが、家族としてはなかなか難しいですね。妻の河野《かわの》裕子は乳がんの手術をしてからは何もなく、八年目に転移が見つかったんですが、「何事もない」あいだのほうが難しかったです。

垣添　すごい苦労をされたのだな、と、『歌に私は泣くだらう』（新潮文庫）を拝読して思いました。妻の場合、わずか四ミリのときに病巣が発見されたんですが、最初は（国立がん研究センター）中央病院の呼吸器診断の専門家も診断がつかなくて、経過観察になったんです。

永田　『妻を看取る日』（新潮社）にも書いていらっしゃいましたね。

垣添　妻の病巣は、三カ月は変化しなかったんです。半年後の検査で、四ミリの影が六ミリになって、形も上部が小さくて下部が大きい、雪だるまのような形に変わってきました。私の目にも明らかに大きくなっていて、医師にも「これは増殖性だ」と言われたので、「ああ、間違いないんだ」と。

そのときに気になったのは、病巣が右肺の中心部にあったことです。妻はすでに左肺の切除手術を受けていました。さらに肺を切除することになれば、呼吸機能に支障が出る可能性があったんです。

永田　以前に腺がんになったときに、左の肺を取っていらした？

垣添　いや、腺がんのときには端を少し切っただけでした。それだけならばほとんど影響はないんですが、外科医は「小さいがんとはいえ、右肺の下葉《かよう》の真ん中にあるから、下葉を切除しなくてはいけない」と言う。
肺の中の下葉というのは、肺でもっとも体積の大きい部分です。そこがなくなると、場合によっては酸素ボンベを引いて歩く生活になる。また、彼女は膠原《こうげん》病で長年ステロイド剤を内服してきたので、肺の組織がきわめてもろくなっていることが考えられた。そうなると、切除後に縫いあわせる際にうまくいかない可能性もあります。
そうしたことを考えて、「もうがんと診断して間違いないだろう」となったところで、妻の担当医、外科医、放射線治療医の先生で協議して、「陽子線治療」を受けることにしました。放射線治療の先生に「柏市にある東病院には陽子線治療装置があるので、受けられたらどうですか」と言われて、入院して治療を受けました。そのころの妻は、まだ治ると信じきっていましたから、事実をそのまま淡々と伝えたんです。

永田　陽子線治療を受けられる病院は、全国でも限られていますよね。

垣添　当時は国立がんセンター東病院、筑波大学附属病院など全国で七カ所でした。妻の場合、二〇〇六年の九月に入院して、一カ月ほど陽子線治療を受けました。一カ月後のCT検査の結果、完全に腫瘍は消えていました。嬉しかったですね。
病院からの帰り道、お祝いに銀座でおいしいお寿司《すし》を食べて、その足で妻が気に入った洋服を何着もプレゼントしました。

永田　河野と私も、毎年の診察のあとにお祝いしましたよ。河野はステージ2Bだったので、危ういところではあったんですが、年二回定期的なチェックを受けて大丈夫だとわかった日には二人でワインをあけて、酒盛りをしました。

がんの再発

垣添　ところが私たちの喜びは長くは続きませんでした。陽子線治療後も定期的に経過観察を続けていたんですが、年があけて、〇七年二月のCT検査で、右肺門部にリンパ節転移の疑いがある病巣が見つかったんです。主治医から「小さな肺がんで、陽子線治療で完全に消えたものが再発するとしたら、小細胞がんしか考えられない。前回の腺がんとは違う、小細胞がんを強く疑います」と言われました。つまり、一〇カ月前に見つかったがんは、これまでにかかった肺の腺がん、甲状腺がんではなく、第三の新たながんだったんです。

永田　小細胞がんは小型の細胞で構成されていて、他の肺がんに比べて進行が早く、転移しやすいですね。専門家だから、そのことを垣添さんはよくわかってらした。

垣添　治療が難しい小細胞がんの転移と知って、私は内心、ショックを受けました。おそらく妻もショックだったでしょうが、動じることなく、静かに受け止めていました。ただ転移は一カ所でしたから、希望を失うことはないとも思っていました。

「大丈夫、化学療法と放射線治療で何とかなる」と妻に言いながら、自分自身を励ましていたんです。治療は五カ月におよんで、季節は夏になっていました。妻と私は、夏には奥日光で一週間滞在することにしていたんです。その年も大事をとって登山は控えましたが、カヌーとハイキングを楽しみました。ただね、その滞在時になんとも形容しがたい肌寒さ、寂しさを覚えたんですよ。私は無宗教ですが、妻に何か起こるのではないかという、虫の知らせなのか、そうした感覚を何度か経験しました。

永田　垣添さんが本で書いているように、「がん＝死ではない」のだから、初期であれば、手術で回復するんですよね。私の場合、家族としては本人が動揺しないように、「これまでの生活を何も変えたくない」という思いがありました。河野には僕のことがすべてといったところがあって、僕が動揺すると、彼女の動揺がもっと激しくなるだろう。そうなると自分も耐えられなくなると考えたうえでの態度だったんですが、最終的に河野は本に書いたように、「自分だけが病気で取り残されて、家族はのうのうとふだんの生活を続けている」という気持ちになっていった。そうした行き違いが難しかったですね。

垣添　八年間、永田さんは河野さんの爆発をそのまま、まともに受け止められたわけでしょう。たいへんでしたね。

永田　ときおり一人では難しくなって、息子を呼びましたが。

垣添　河野さんは歌を詠む方ですから、感受性が豊かでしょう。ご自分に起きている事態を受け取めきれず、ご主人にぶつけたのでしょうね。

科学者として、夫として

永田　垣添さんも同じでしょうが、科学者と夫、それぞれの立場があるわけです。うちの場合はそのバランスがうまくとれなかった。私は研究を始めた当初は、日本癌《がん》学会や癌特別研究などで、がんの一種である白血病の研究などをやっていましたので、どうしても乳がんの最新の治療法はと、文献を調べることにもなる。そして、今はこのくらい進んでいるから、心配することはないよと、安心させようとするわけですね。いっぽうの河野は、

今ならばまつすぐに言ふ夫ならば庇つて欲しかつた医学書閉ぢて

文献に癌細胞を読み続け私の癌には触れざり君は　河野裕子『庭』

といった歌を作ったりもしました。別のところから私を見ていないで、今の私と同じ場所で、一緒に悲しんだり、不安をわかちあったりしてよ、ということなのですね。そこに家族はなかなか気づくことができない。

河野は乳がんでした。温存療法を選んでも、乳房をあるていどは取ることが、セクシュアリティとして辛かったんだろうと思います。「文献を読むよりも、もっと触ってほしかった」という気持ちに、家族はなかなか気づけない。「大丈夫だ」と思いながら生活することが本人のためになる、と、思いこんでいたんです。

垣添　ええ。おっしゃるように乳がんで乳房を取ってしまうと、体の一部ではなく、半身を失うような感覚をおもちの方もけっこうおられます。

永田　河野はある意味、私の判断が絶対というところがあって、私が落ち込んだら、河野はもたないだろうという危惧が大きかった。だから無理をしてでも、このくらいのことは

平気だという顔をせざるをえなかったという気がします。後に、

平然と振る舞うほかはあらざるをその平然をひとは悲しむ

永田和宏『後の日々』

という歌を作ったりしましたが、「平然としていることが本人のためになる」と思っていたけれど、河野はそれが気に入らなかったのですね。

垣添 それでイライラして、また、ぶつかってこられるわけですね。

永田 はい、難しかったです。

もう一度最初の話に戻りたいのですが、がんであるとわかっている人に会うとき、知らないふりもできないですよね。そのあたり、医師と友人では立場が違いますが、どうしたらよいか聞かれることはありませんか？

垣添 はい。「家族や友達ががんだとわかったとき、どう声をかければよいか」という相談は、確かに受けますね。そのときは先ほど申し上げたように、「がんの種類と病巣の位置、そしてステージによって対応はいろいろある」ということをお話しします。

永田　知人や友人の場合、「どうですか？」と聞くのも、逆に聞かないのもかえって失礼かという気もして、これが難しい。いったいどういう言葉をかけるべきなのか、あるいは何も言わないほうがいいのか、考えてしまうんですよ。

垣添　御本人のほうから、「自分はがんだ」と言われたら、そこから話が進みますし、何も言われなかったら、特にがんには触れないで会話を終える場合もありますね。

永田　なるほどね。こちらは相手ががんだと知っていてもですか？

垣添　はい、知っていても。

永田　それがいいのかもしれませんね。河野に、

〝そつとしておく〟それが何よりやさしいと何も尋《き》かざるこの人は知る

河野裕子　『日付のある歌』

という歌があります。何も聞かないことの優しさをこの人は知っている――と。病気のことを知りながら会って、他の話をして、別れていく。そういう優しさもあるんですね。これも気心の知れた人であれば通じますが、中途半端な人に対しては難しいのかな。

垣添　気心が知れている関係だと、かなり立ち入った話もできるんですけれどね。それまでの付きあいが、深くなかった場合の対応は難しいですね。

残された時間の過ごし方

永田　河野ががんになって、「がんは引き算の時間だ」ということを痛切に感じました。がんは再発すると余命二年というのが一般的ですよね。そうすると、二年という区切られた時間の中で、家族とどう過ごすのか。もちろん、患者さんによるとは思いますが。

垣添　がんが進行するスピードが全然違いますからね。私の妻の場合、あっという間に逝ってしまいましたから。

永田　考えている暇もない感じですね。

垣添　そうですね。永田さんが作った、

一日が過ぎれば一日減つてゆくきみとの時間　もうすぐ夏至だ

永田和宏　『夏・二〇一〇』

って、すばらしい歌です。私は歌が詠めませんが、永田さんは表現するための武器をもっておられますね。

永田　あの歌は、公《おおやけ》の場で初めて、妻の病気のことを詠んだ歌なんです。それまで河野だけが、自分のがんのことを歌っていました。僕が彼女のことを歌うと、どうしても死を前提とした歌になってしまうので、さすがに作れなかった。でもあの歌は作ってしまってから、まず息子と娘に見せました。発表すべきだろうかという相談です。二人とも歌人として仕事をしていますので、これは発表すべきだと言ってくれました。それで雑誌に発表したのですが、本人も見ることになりました。ある意味、患者にとってはとても残酷な歌ですよね。だって、あなたとの時間は、一日が過ぎれば一日減っていくと詠っているのですから。

垣添さんの場合はがんが見つかってから亡くなるまでが短かったので、対応に追われているあいだに――という感じだったのでしょうか。

垣添　私の妻は余命三カ月だと自分ではっきり自覚していました。最後、一〇月から一二月まで、中央病院に入院していたのですが、週末は外泊で家に帰ってくるんです。一週間ぶりの家なのだから、ゆっくりすればいいのに、私に手伝わせながら引き出しの整理なんかを始める。「ああ、これは物のありかを、私に教えているんだな」と思いましたね。
妻はやるべきことをやって、私に不満をぶつけてくることは本当になかった。ただ一回だけ「こんなつらい治療を受けているのは、あなたのためよ」と、言われましたが。

永田　そうでしたか。

垣添　私が長く病院長やがんセンターの総長をやった社会的立場を慮《おもんぱか》って、つらい治療を受けているんだ、と。でも、その一回だけですね。もしも「あなたがいながら、どうして自分はこうなったのか」などと責められていたら辛かったと思いますが、一切、なかったです。

永田　河野も再発してから、私を台所に呼んで「これはこう切るのよ」とか、出汁《だし》のとり方を教えようとしました。それまで全然、料理をしたことがなかったからでしょうが、一人になったら生きていけないと思っていたのでしょうね。そのときは、私のほうが断然拒否して、何も教わらなかった。

垣添　なぜ断ったんですか。

永田　教わったら、彼女が死ぬことを私が認めることになってしまう。それは、耐えられなかったんですね。そのときは断って良かったと思います。でも彼女の死の一週間ほど前に、彼女が何も食べられなかったので、初めて温泉卵というものを作ったんです。何度も温度や熱する時間を変えながら、実験をするみたいに温泉卵を作ったら、「初めてだね」と、すごく喜んでくれました。三日ほど続けて食べてくれて。

垣添　食欲がないときに食べてくれるのは嬉しいですよね。

永田　垣添さんも、病院から家へ戻った奥様にあら鍋を作っていらした。『妻を看取る日』を読まれた方はよくご存じなのだけれど、垣添さんは「年末年始はどうしても家で過ごしたい」という奥様の希望で、年末の二八日に家に連れて帰られた。その夜にかねてからの奥様の希望で、あら鍋を作られたんですね。

垣添　準備しながらも、抗がん剤の副作用で口内炎と食道炎があるので、まず食べられないだろうと思ったんです。けれど在宅の奇跡ですね。大きなお茶碗に二杯、おかわりしてね、「おいしい、おいしい」って。普通に考えると、食べられるはずがないのに。

永田　「こうでなくちゃ、こうでなくちゃ……」という奥様の言葉がとても印象的でした。

垣添　在宅医療の良さはいろいろありますが、家に帰ると、そういう病院ではありえないことが起こるみたいです。家は病院とはまったく違うんでしょう。

永田　そして、三日後の大みそかの午後から危篤状態になられ、その夜に息を引き取られたんですね。まるで最期の時を、家で過ごさせるための一時帰宅になったような気がしますが、亡くなったことは哀しいことですが、家で最期を迎えられたのはよかった。

在宅医療を選んで

永田　今日は在宅医療についてもお聞きしたかったんです。患者と家族にとって、在宅医療は大きい存在です。河野も最後の一カ月くらいは家で過ごしました。娘が勤めていた大学を休んでくれて、僕も割と自由になったので、一カ月、妻についていられたのはよかったと思います。

垣添　本当ですね。

永田　家族だけでは難しいでしょうが、今は在宅医療が進んでいて、毎日のように看護師さんが来てくれました。

垣添　これから在宅医療はさらに進むと思います。二〇一〇年当時、年間に百二十何万人かが亡くなっていますが、予測では最盛期に一六〇万人を超すことになります。全員が入院すると心筋梗塞《しんきんこうそく》や脳卒中《のうそっちゅう》など、一分一秒を争って救急対応しなくちゃいけない人が、病院に入れない事態が起こりえますから。

永田　病院のキャパシティの問題もあるんですね。

垣添　なにより内閣府の調査では六割の方は「家で死にたい」と、言っています。ただ、いよいよ患者さんの状態が悪くなってくると、家族に迷惑をかけられないし、医療的対応が心配だということで、今は病院に入院されるわけです。でも、もう少し経つとこのような病態の人が入院するということができなくなります。

永田　僕はそこまで考えていませんでしたが、可能な限り家で過ごして死ぬのは、患者と家族にとってよいことだな、と感じました。

垣添　もちろん、それが第一です。病院にはレギュレーション（規則）がたくさんありますから、家に帰って自由に過ごすのは、患者さんにとって最高の生活です。

永田　病院が逼迫《ひっぱく》しているという話とは逆の発想で、できれば家で最期を迎えさせてやりたくても、看護師さんや往診の医師など訪問医療のキャパシティの問題で難しいから、入院させるのかと思っていました。

垣添　地域によって、差はあるかもしれませんが、今は在宅医療を本業としている医者、あるいは医師や看護師、介護士のグループがあちこちにできていますから。

永田　そうですね。

垣添　サポートしてくれる専門家がいると、医療知識と技術がまったくない家族でも、家で看取ることができるんです。国はそういう将来の状況を読んでいますから、地元や自宅で看取る態勢として「地域包括ケア」を進めようとしています。すでにかなり動いていますが、まだ足りない点がいろいろありますね。

永田　うちの親父《おやじ》も自宅で最期を看取ったんですが、そのときも在宅支援の医療グループに来ていただいて、とてもよかったんですよ。

垣添　一九五〇年当時は、八割の方が家で亡くなっていたんです。たとえばお祖父《じい》さんやお祖母《ばあ》さんが亡くなるときには、子どもや孫がみんな周りにいて、人が亡くなる過程を見守っていた。死後硬直が起きて、それから送り出すところまで全部、見ていたわけです。

ところが国民皆保険制度が進む中で、今や八割の人が病院で亡くなっている状況ですから、完全に逆転してしまった。場合によっては心肺蘇生をするときは家族が病室の外に出されてしまうとか、「死の密室化」と言うんでしょうか。家族であっても、人の死を身近に見ることができない状況になっています。

死を経験すること

永田　小さい子どもが、死というのを経験したことがないままに大きくなっていく。人が死ぬところを見たことがないというのは、本当に大きい問題ですね。

垣添　どなたかが亡くなったあと、初七日《しょなのか》や葬儀、いろいろな行事がありますね。一週間ぐらいは、その忙しさに紛れていますが、それからあと、遺族は経験したことのない悲しみの中に、突然、放り出されるんです。

永田　今、おっしゃったように、お通夜や葬式など、死をめぐる儀式は死者のために行うものだと思われていますが、実は残された者のための儀式だと私は思います。

垣添　そうですね。私も同感です。

永田　一つひとつの儀式を経る中で、亡くなった人といかに別れていくのかをステップごとに納得させるものがありますよね。

ところが、今回の新型コロナウイルスによる死は、そんな死をめぐる儀式がいっさい欠失した異常事態になりました。患者が隔離され、亡くなったあとに家族に会わせても、触れさせてももらえないで、死者だけが一人で火葬され、お骨《こつ》となって帰ってくる。少なくとも今回のパンデミックの初期の段階は、そんなふうに死者を送るしか許されなかった。

死を看取る儀式、亡くなったあとの通夜、葬式、そんなものをいっさい捨象《しゃしょう》された死者というのは、残された者にとっては、実感も納得もできないことになってしまいますね。私は、今回の世界的な感染で、死者を看取り、見送る儀式というものが、残された者にとっていかに大切かを実感させられた気がします。

垣添　私自身は仏教徒ではありませんが、妻の両親のお墓がすぐ近くにありましてね。この住職さんと何かの機会にお話ししたときに、「仏教では七日ごとに大事な営みがある。初七日だとか、四十九日《しじゅうくにち》だとか、百箇日《ひゃっかにち》って、約三カ月ですかね。百箇日法要というのは、残された人が、ほんとにその人が亡くなったことを得心する大事な機会だから、おやりになったらどうですか」と言われて。法要のときは親戚も集まってくれたんですけど、私自身、立ち直っていくうえでの節目になるような感じがしました。

実は妻が亡くなってから酒浸りになってしまいましてね。それもビールくらいでは酔いませんから、アルコール度数の高いウイスキー、四〇度近い焼酎をロックであおるほど飲んでいました。妻の遺品のセーターや靴などを目にするたびに、目から涙が噴き出してくる。そんな状態を三カ月、続けていたんです。最悪の精神、肉体状況でした。もうこれ以上、下に落ちることもできない、深い岩盤のところにいるような感じの三カ月でした。そうは言っても、さすがに自死はできません。生きざるをえないと思うと、自分の生活を「いくら何でもこれは酷《ひど》い」と思うようになってきた。それがちょうど百箇日法要の時期に当たって、「ああ、儀式というのは先人の知恵なんだな」と思いましたね。

グリーフケアの大切さ

垣添　そのころから少しずつ、腕立て伏せやトレーニングを始めたら、僅かに体調がよくなってきました。食事も規則正しくなるし、飲酒も減って、毎日が前向きになっていった。振りかえってみると、私は「グリーフワーク」を一所懸命やっていたわけです。

苦しんでいる遺族の悲しみに、プロフェッショナルが手を差しのべるのが「グリーフケア」です。これも遺族自身が声をあげないと、手を差しのべるのはなかなか難しいことなんですよね。私はグリーフケアの論文もたくさん読んでいましたから、大切さもよくわかっていたけれど、なんとか自分だけで立ちなおろうと思いました。身体があまり丈夫ではなかった妻ですが、山へ行ったり、カヌーをしたり、一緒にできることは二人でやっていました。妻が亡くなって、そうしたことは全部やめようと思ったのを思いなおして、一人で一所懸命、始めてみた。新しいことでは居合《いあい》を始めました。集中力の鍛錬として、昔からやってみたかったんですよ。

永田　腹筋を一〇〇回もやるなんて、私には信じられないことです。

垣添　最初は一〇回ぐらいずつ、だんだん増やしていくとね、できますよ。

永田　そうかな。絶対無理そうだ（笑）。

垣添　今でも、朝は一時間はやく起きて、筋トレやストレッチをやっています。夜、酒が入って帰宅してても、スイカの箱を自分で改造した四角いサイコロみたいな台を置いて、ダブルストックでバランスを取って、引っくり返らないようにしながら上り下りをするんです。テレビのスポーツ番組やニュースを見ながら、上半身裸で二〇分もやっていると、汗びっしょりになりますよ。二年くらい、ヘモグロビンA１cが六・三くらいだったんですね。それが夜の昇降運動をやるようになってから、初めて正常域の六・二になったので、効果があるなと思って。

私は妻の亡くなる様子を見ていて、「死ぬときは家で死にたい」と思いました。そのためにはまず入院しないですむように、健康でいたほうがいい。市民公開講座などで「高齢単独世帯者が家で死ぬために、頑張って体を鍛えましょう」と言うと、みんな、爆笑するんですけれどね。「笑っちゃいけません、本当ですよ」と言ってね。自分自身、本当にそのとおりやっているんです。

永田 それは意志の力ですよね。とても僕には見習えない。

垣添 でもね、最低限、この運動だけはなさったほうがいいですよ。椅子の背につかまって、爪先をあげるんです。踵を上げる運動は誰でもやりますが、逆に爪先をあげるのはつらい。けれど一〇〇回やると、脛骨《けいこつ》と腓骨《ひこつ》のあいだの前脛骨筋《ぜんけいこつきん》という細い筋肉を鍛えるんです。伸ばすためのストレッチも一緒に一カ月もやると、筋肉が少し盛り上がってきます。躓き予防になるので、これだけはぜひ、おやりになったらいいですよ。

永田 高齢者は家の中で転ぶ事故が一番多いんですよね。

垣添 転倒を避けるためにも、この運動はお薦めです。

永田 実は今、旧東海道《とうかいどう》を歩いているんです。京都から、何回かにわけて歩いていて、袋《ふくろ》井《い》を越えて、今度はいよいよ箱根《はこね》越えです。

垣添 それはたいしたものだ。私もいつか旧東海道を歩きたいなと思っているんです。

永田 自分の楽しみとして歩いているだけですけれど。東京都医学総合研究所の田中啓二さんと二〇年来の友人で、彼が「理事長になって時間ができたから、日本橋から歩く」と。それで「俺は三条大橋《さんじょうおおはし》から歩くわ」ということになって。

垣添　ああ、旧東海道のどこかで会うわけですね。

永田　同時に歩き始めて、逆方向からバラバラに歩いているんですが、袋井の宿《しゅく》で落ちあうことにしました。そこで友達も全国から集まってきて、酒盛りをして。また、それぞれが三条大橋と日本橋を目指しています。*1

垣添　いいですね。ふだんからできるだけ歩くようにされるのはとてもよいですよ。

悲しみの総量

永田　私は垣添さんに負い目をもっていることがあるんです。奥さんが亡くなってから、とことん落ちこんで、酒に溺れて、どん底まで落ちた経験をなさったでしょう。それが私の場合は不思議になかったんです。『歌に私は泣くだらう』には、河野が亡くなったときまでしか書いていませんが、亡くなったあとはそんなに落ち込んでいないんです。「自分は冷たい人間なのか、薄情なのか」と思って。

垣添　でも、お辛かったでしょう。永田さんには短歌という表現があったことと、息子さんとお嬢さんがおられたことが大きかったと思いますね。私は本当に一人でしたから。

永田　それから河野が残していったものを、いかに処理するかというのも大きかったですね。二年のあいだに、河野に関する本を四、五冊、出しましたから。

垣添　永田さんにとってのグリーフワークですね。ただ、永田さんも十分苦しまれたと思いますよ。私の場合、酒はもともと好きだったんですが、妻が亡くなったあとは酔いたいと思うのに酔えないんですよ。強い酒を浴びるほど飲んでいたので、よく肝臓も傷めずアルコール依存症にもならないで、こちらの世界に戻ってこれたなと思うくらい、酷い飲み方をしていました。

今になってみれば、とことん悲しんだことが、そこから立ち直っていくためのレジリエンス（回復力）を働かせてくれたし、非常に大きかったと思います。日本の男性は特に「妻が亡くなったくらいで俺は悲しまない」とか、変に強がったりする人がいますね。でも何十年か連れ添った片割れが亡くなったならば、存分に悲しむことはものすごく大事だと思います。

永田　本当に同感ですね。私の場合は、河野が亡くなったときにとことん悲しめなかったことが、だんだんと尾を引いているような気がしているんです。

垣添　ああ、なるほど。

永田　亡くなって、河野に関するいろいろな仕事が一段落ついたあたりから、徐々に、じわじわじわとダメージがきたというか。

垣添　悲しみの総量というものは、変わらないんじゃないでしょうか。時間を掛けてむきあうか、集中してやるかの違いであって。

書くことで乗り越える

永田　歌を作ること、文章を書くことでなんとか乗り越えてきたのかもしれない――と、今になると思います。書くことはある種のグリーフワークになったのかもしれません。

垣添　私もそうでした。妻が大晦日《おおみそか》に亡くなって、丸一年経った、その翌年の正月のことです。そのころはもうお酒は少量でお節《せち》料理も食べられるようになっていた。妻と私は箱根駅伝をテレビで観るのが好きだったんですが、一年経ったときには、ちゃんと観られるくらいになっていました。

といってもやることもないので、ふと思いついて、妻の病歴などについて書き始めたんですね。そのとき書くという行為は心の底にある深い苦しみと悲しみを慰めることだと思いました。カウンセラーに話を聞いてもらうのに近いかもしれません。始めていると、どんどんどんどん書けるんです。そこで中高時代の同級生だった、嵐山光三郎君に見てもらって、本（『妻を看取る日』）を出すことになりました。自分自身を振りかえっても、執筆することは立ち直っていくうえで、非常に大きな意味があったと思いますね。

永田　結局、書くことを通じて自分に向きあうんですよね。

垣添　ああ、そうですね。

永田　見失っている自分というんでしょうか。そこにいるはずなのに、よくわからなくなってしまった自分に、書いている途中で出会う。書くことで「ああ、こういうことだったのか」とわかってくる。言葉にはそういう力がありますね。

垣添　まさに言葉の力を感じました。

「Dr.カキゾエ黄門」、全国を歩く

永田　垣添さんが会長をなさっている、日本対がん協会は一九五八年の創立でしたっけ。

垣添　はい。私は二〇〇七年から、ボランティアで会長をやっています。対がん活動については、生涯の仕事というんでしょうか。非常にいいポジションに就けたと思っています。ボランティアなんですが、アシスタントはつけてもらっていて、事務所もありますから、仕事がそこでできるので助かっています。

対がん協会ではがん検診・がん予防、正しい情報提供、それから患者・家族支援という三本柱について、一所懸命、活動しています。自分の経験もあって、患者家族あるいはサバイバーを励ます活動に意義を認めていますし、私自身がそうした活動に携われることは、生きていくうえでありがたいと思っています。

永田　二〇一八年には「Dr.カキゾエ黄門」として、会長自ら歩いて、がんサバイバーに会うために日本全国にでかけられました。

垣添　「Dr.カキゾエ黄門」という名前は嵐山光三郎が付けてくれたんです。というのもがんについての情報提供をするためにも、体を張らないとだめだと思いましてね。がんサバイバー支援を訴えるため、「全国縦断　がんサバイバー支援ウォーク」と称して、がん治療の中核を担う全国がんセンター協議会加盟の三二の病院をできる限り歩いて訪ねました。二〇一八年二月五日に福岡市からスタートして、一筆書きのように南から北へ向かったんです。

永田　実際に垣添さんが歩いて回るというのは大きなことですね。

垣添　がんサバイバーを支援する旨を書いた幟《のぼり》をもって街の中を歩いていると、「何をやっているんだ」と、寄ってくる人がいますから、一般の人、市民との交流にもなりました。

続けていると、どんどん派手になっていって、病院の建物の前に横断幕が張られて、歓迎してもらえるようになりました。訪問先では医療従事者との話もあり、患者の会とか、治療の現場の話が聞けるんです。たとえば乳がんや血液がんは治療が長くなります。いい薬も出てきましたが非常に高額で「薬代を賄《まかな》いきれない」といった、我々も直ちに答えることはできないような非常に切実な訴えもうかがうわけです。そういう話を様々な場所で聞きながら、だんだん南から北へ上がっていった経験は、非常にたいへんでしたが、すごく意味のあることだと思いました。

永田　今、何気なくおっしゃった、「とりあえず、答えはないけれど」という言葉がとても大事です。垣添さんも私もそうですが、いろいろなところで、みんなに話す立場になりますが、そのときに質問をされると、必ず「何か答えなくてはいけない」と思って、結果的にすごく嘘っぽい言葉になってしまうことがありませんか。

垣添　ありますね。

永田　歌を作っていると、上辺だけの嘘っぽい言葉に敏感になるんです。「ここはこう答えれば、相手は納得するだろうな」と思う言葉が、使えなくなってくる。つまり、聞いた人がみんな納得するような言葉は、たぶん嘘なのだろうと思うのですね。政治家ならまだしも、私たちは、最大公約数的な言葉で、自分の思いを伝えたり、人を慰めたりしたくないと思うのですよ。そのときに、わからないことは「わからない」と言ってもいいんですよね。先ほど「がんになった人にどんな声を掛ければよいか」と質問しましたが、個々の状況は本当にそれぞれで一律の答えがあるわけではない。

垣添　はい、そうですね。

永田　誰かががんになったり、奥さんが亡くなったと言われたとき、その状況は様々だから、みんなに通じる答えなんかあるわけがない。「同じ答えはないんだ」ということを、対がん協会の会長が自ら出かけて、話したことの意味はすごく大きいと思います。

がんの局面に立ちあってきて

垣添　私はがんに関する、あらゆる局面に立ちあってきました。がんセンターで三二年、働いていて、病院長とか総長までやりましたし、その立場で国や東京都のがん対策にも二〇年近く、いろいろなアドバイスをしています。私自身も早期に見つかりましたが、大腸がんと腎がんの手術をしています。またがんで亡くなった妻の家族であり、遺族でもある。若いころには杉村隆《たかし》先生と一所懸命、がんの基礎研究もやりました。がんの臨床と基礎研究もある程度わかったうえで、自分の経験を今後のがん対策に生かしていきたいと考えています。生きているあいだは、サバイバーを支援することと、がん検診の受診率を上げるための活動をしていきたい。そのうえで最後に家で死にたいという人を助けたいんです。

永田　私も実は、肺がんの手術をしていて、右上葉がないんです。右肺の三分の一がないんですね。いちおう、私もサバイバーなんです。

垣添　公にしていない方も含めて、がんサバイバーは世の中にいっぱいいるんですよ。今、たぶん七〇〇万人くらいはいるんじゃないでしょうか。そして遠からず一〇〇〇万くらいになると思います。だからその力を結集すれば、すごく大きなものになるだろう——と、私は思っているんです。

永田　みんなが発言していけば変わりそうですね。

垣添　今の保険制度は患者さん自身のためのものですから、家族に対しての配慮はありません。家族への対応は、これから「希望があれば、当院では一時間〇〇〇円で、悲しみの相談（グリーフケア）に乗ります」などとやってみることから、スタートするのかな、と思っていますね。同時にサバイバー支援だけでなく、遺族支援やグリーフケアを、医療の中に取り込めないかと考えています。そうしたことを実現するうえで、対がん協会があることは非常にありがたいですね。

「がん」の捉え方を変えたい

永田　世の中的にまだがんは死病であるという考えは根強いように思います。

垣添　やっぱり進行すると、必ず死につながる病気だということですかね。病気はいろいろありますけど、必ずしも死につながらない病気もいっぱいありますからね。

永田　感染症は体の外から入ってくる病原体で、それは自分の細胞と全然違うから、抗生物質なんかでやっつけられますが、がんは自分の細胞が変化したものです。

垣添　そうですね。

永田　そのがん細胞をやっつけようとすると、自分の細胞も攻撃してしまう。そのあたりのことは、垣添さんも本に書いておられましたが、抗がん剤というのは要するに、「がん細胞が勝つか、自分の細胞が勝つか」という力関係なわけです。そこが一番難しいところですね。免疫系ががんを攻撃しようにも、もともとは自分の細胞なので、十分には攻撃できない。本庶佑《ほんじょたすく》さんのやったように、がん細胞が我々の免疫細胞にブレーキをかけている、それを解除することによって、免疫機能を活性化し、がん細胞を殺すという「がん免疫療法」がありますが、それを化学療法や放射線治療などと組みあわせることで、がんと共生していく方法を考えるとか、多様な研究が始まっています。

先ほども少し話しましたように、私は若いころ、日本癌学会が活動の場で、白血病細胞の分化誘導療法の研究をやっていました。杉村隆先生なども率先してその重要性を訴えておられたのですが、白血病の細胞というのは、正しく白血球に分化すべき細胞が、間違ってがん細胞である白血病細胞になったのだから、分化を正しい方向に導いてやろうというものでした。この方向の研究は、まだうまくいっていません。そのあと、熱ショックタンパク質に研究がシフトしてからは、今度はがん研究所の所長をしておられた菅野《すがの》晴夫《はるお》先生から声をかけていただき、癌特別研究の中で、温熱療法の班を組織することになったりもしました。がんの基礎研究、臨床研究を近くで見る機会があったと思っています。

しかし、まだがんは早期発見に勝る治療法はないのではないでしょうか。ある一定程度以上に進行したがんとなると、根本的な治療は、今もなお難しい。そうしたこともあってがんが不治の病だといった、一般的な概念が流布してしまったんですよね。「がんであることを公表すると、会社勤めができなくなるのではないか」という心配もある。こうした問題はがん患者本人、あるいは家族だけの問題ではなく、社会を変えていくべきですね。

垣添　おっしゃるとおりです。先ほどもお話ししましたが、対がん協会の会長として、「がん＝死」という見方を変えたいと思っています。がんは誰もが罹《かか》る可能性がある病気の一つなんだ、と。糖尿病でも高血圧でも人は亡くなるわけですよね。そうであれば、なぜがんだけを特別視するのかという思いが、私にはあるんですよ。だから世の中のイメージを変えたいんです。

自分のがんを隠さなくていい。がんの告知なんて重々しい言葉を使わないで、事実を淡々と伝えればいいんですよ。早く見つければ、どうということない病気ですから、繰りかえしになりますが、がんを特別視しない社会を実現したいですね。

永田　がんはアルツハイマー病やパーキンソン病といった病気とは、また全然違うんですよね。

垣添　はい、違いますね。

永田　アルツハイマー病やパーキンソン病などの神経変性疾患は、残念ながら、いくら早く見つけても、進行を遅らせる薬は少しずつできてきましたが、完全に治療する方法はわかっていません。がんは早く見つけて患部を取ってしまえばほとんど治りますからね。

垣添　そうですね。パーキンソンやアルツハイマーって、なかなか困難な病気ですから。

永田　私は、今、タンパク質の品質管理に関する研究をやっているのですが、これら神経変性疾患はタンパク質が変性して、凝集して、神経細胞に溜まっていくことから発症する病態です。そこを治療できるところまで行ければ良いのですが、まだまだ道は遠いんですよね。タンパク質が変性し、凝集し、それが神経細胞を殺してしまうことで、記憶障害や運動機能障害などが起こります。細胞内で変性したタンパク質は、なんとか処理をしなければ病気を引き起こす。いくつかのタンパク質品質管理機構があるのですが、手っ取り早く変性したタンパク質を分解するというのも一つの方法です。ところがこれまでの生化学者、分子生物学者らは、「つくる」ほうにはすごく熱心なんだけど、「壊す」ことの重要性になかなか気がつかなかった。結局、パーキンソン、アルツハイマーなどの神経変性疾患はほぼすべて、壊すべきタンパク質をうまく壊せなくて、凝集体が溜まってしまうのが問題なんです。

垣添　溜まっていくことで、問題が起こってしまう。

永田　はい。だとすれば、不要になった、あるいは間違ってつくられた、変性したタンパク質をいかに早く壊してやるかが、大きな問題なんです。

垣添　そこまではわかっているんですね。

永田　わかってきたんですが、研究としてはなかなか遅れているんですよ。今、海外では、そうした研究をするベンチャー企業が出てきています。分子シャペロンと呼ばれる一群のタンパク質を使って、タンパク質を積極的に分解に導く方法を模索しているところもあるので、将来的には解決できるかもしれませんが。今のところは手の打ちようがない[*2]。

垣添　そうした病気に比べれば、患者数が多いがんは、検査法も治療法もありますから。

がんと生きる人を支援する

永田　「がんと共に生きる」という言葉は、使われ過ぎていて、あまり好きではないんですが、がんを抱えながら生きることは、これから普通になっていくんでしょうね。

垣添　そうなんです。そのためにもがんを経験した人が自分の言葉でオープンにしていくことは大事だと思います。世の中、がんの経験者だらけだと私は思うんです。

永田　今や二分の一の人はがんになるんですから。そういう意味でも、垣添さんが「がんサバイバー支援ウォーク」をなさったことには感激しました。普通、会長としてイベントをオーガナイズしても、どこかの病院へ行って、挨拶するくらいですよ。会長自ら歩くという発想は、なかなかすごいことだと思います。

垣添　「サバイバークラブ」を作ったんですが、なかなか会員が増えないわけです。「どうやったら人の心に響くだろう」と考えていました。ただ講演したり、文章を書くだけではなく、何かやろうと思っているときに、田中陽希《ようき》という人が、「グレートトラバース　日本百名山ひと筆書き」というプロジェクトを始めたのが話題になっていた。「そうだ！　これを全がん協でやればいい」と思ったんです。それぞれの病院に近くなると、応援団が出てきたり、送ってくれる人もいるんですが、ほとんどは一人でずっと歩きました。

永田　一年で二五〇〇キロ歩いたんですよね。

垣添　移動距離が三五〇〇キロぐらいあって、実際に自分の足で歩いたのは二五〇〇キロくらいです。新潟がんセンターまで行って、いったん新幹線で東京に帰ってきて仕事をして、また新幹線で新潟に戻って歩き始めて、群馬がんセンター、埼玉がんセンター。それで東京の駒込病院へ行って、千葉がんセンターへ。半年かけました。ただ仕事もあったので、六回か七回に分けて、歩きました。ある目的地まで行ったら東京へ帰って、また次は帰ったところまで戻って歩き始める――というのを繰り返したんです。

永田　その様子はＮＨＫのドキュメンタリーにもなりましたね。

垣添　はい。それからローカルテレビにも取り上げられました。ニュースが流れたあとは

「テレビ、見ましたよ」と声をかけてもらって、四国遍路《へんろ》のお接待のように「何か飲んでください」と、お金やジュースをいただくこともありました。

永田　私の旧東海道ウォークも同じです。行っては帰り、行っては帰り。それでもまだ五〇〇キロは歩いていないですから。垣添さんは四国遍路にも出かけたんでしょう？

垣添　四国遍路も尺取り虫みたいに、三回に分けて歩きました。お遍路も全部歩くと一二〇〇キロくらいですから。四国遍路のあとが「がんサバイバー支援ウォーク」の全国行脚でした。

永田　目立つのは面倒なことですが、サバイバークラブの活動のためには目立たないと意味がないですからね。

垣添　そうなんです。

永田　垣添さんは活動について、インスタグラムにもあげているそうですね。SNSも、知ってもらうために始めたんですか。

垣添　「がんサバイバー支援ウォーク」をやるときに、本部の人に「写真とコメントを送ってくれたらアップします」と言われて、実際の作業はその人に任せています。今はSNSにも載せないと、みんなに知ってもらえないですからね、テレビで一回流れたとか、新聞にちょっと載ったくらいでは、なかなか浸透しませんね。といっても私もSNSは全然できないので、これからはもっと考えないといけないと思っています。

遺族への支援をどうするか

永田　対がん協会の活動はとても大事ですからね。サバイバークラブは自分ががんになって、生き残った人たちの会ですよね。遺族の会といったものもあるんですか？

垣添　今のところ、ないんですが、私も遺族の会はすごく大事だと思います。

永田　そうですよね。

垣添　家族が亡くなったあと、数カ月くらいはいろんな人たちが励ますつもりで、「いつまでもくよくよしないで」とか、声をかけてくれますよね。でもそう言われると、傷つくんですよ。

永田　そういうことはありますね。私もそれを実感したことが何度かありました。

垣添　広い意味での遺族会に行くと、伴侶を失った人だけでなく子どもに先立たれたとか、あるいは突然の事故で家族を亡くしたとか、いろいろな悲しみがありますから。他にも家族が自死して残された人とかね。そういう方たちは、ひたすら相手の話を聞いてくれるんです。そういう悲しみを経験していない人だと、同じようにはいかないですからね。ですから、身近な人を亡くしたときに遺族会とうまくコンタクトを取るというのは、遺族が立ち直っていくうえで、非常に大きな意味があると思います。

神戸の遺族会なんですが、二〇〇人ぐらい会員がいるところに、毎年、三、四〇人、新しい会員が入ってくる、と。一方で、一、二年、経つあいだに、会員の中から同じくらいの人が卒業していくから、だいたいいつも二〇〇人くらいの会員数だったんですね。だからひたすら話を聞いてもらうことが、苦しみ、悩んでいる人たちの気持ちを解放するうえで、非常に大きな意味があると思いましたね。

永田　そのときに、遺族という言葉がふさわしいのでしょうか。

垣添　他の言葉のほうがいいでしょうか。

永田　遺族という言葉が少し重たく感じるのかな。「がんサバイバー・クラブ」は、いい名前ですよね。がんになって、がんと共に生きている人は大事だけど、残された遺族はもっと悲しみが大きいので、そういう集まりがあって、遺族が気楽に話を聞きあえたらいいな、と思うんですよ。残された人たちに対して何らかの手当てというか、機能するシステムがあればいいですよね。

垣添　それをなんとか、導入したいと思っているんです。対がん協会にホットラインという電話相談があるんです。内容はがんについての相談が多いんですが、最近、様子をスタッフに聞くと、伴侶を亡くしてつらい人も多いようなんです。特に夫を亡くした女性が何度も電話をかけてきて、相談者がひたすら話を聞いてね。そうしているあいだに、ずいぶん心が収まって、だんだん何カ月かごとにかけてくるくらいになった。一種のグリーフケアを対がん協会のホットラインでやっていたんですね。そうした活動をこれからもっと伸ばしていきたいんです。

永田　河野裕子が闘病の途中でなんとか立ち直ったのは、精神科医の木村敏《びん》先生に、診てもらってからでした。木村先生にもうひたすら聞いてもらったんですよね。

垣添　本にも書いていらっしゃいましたね。

永田　木村先生は河野の精神状態が一番悪くなってから亡くなるまで、ずうっと付きあっていただきました。木村先生は精神医学の大家ですが、最後まで付きあって、亡くなる二日前にも来てくださった。実は私の本には書いていないんですが、死後に驚いたことがありました。河野は高校生のときに、一度、拒食症のような症状になって、精神科を受診したことがあったんです。河野が亡くなってから、息子が評伝を書いたんですが、そこに河野が高校のとき、入院して、間脳症《かんのう》という病名をつけられたということを書いたんですね。そうしたらその本を読んだ木村先生が「あ！　これ、僕以外にはありません」と言ってこられたんです。

五〇年前に診た高校生を、最後、亡くなるときにもう一回、木村先生は診ていた。けれどお互いに気づかないまま、彼女が亡くなったあとで自分が診たことがわかった――間脳症という病名を作られ、それを適用されたのは、木村先生しかいなかったんです。でも河野裕子はついにそのことを知らないまま、亡くなりました。女流歌人のトップとして活動していた河野裕子と、精神医学の第一人者である木村敏先生が、患者と医師として、河野の最期まで付きあってくださった。ところが、その二人は、まだ若く無名の時代に、やはり患者と医師として向かいあっていた。奇遇と言えば奇遇なんですが、木村先生は、若き日の患者が河野であることを知られたのですが、河野はついにそのことを知らないままに死んでしまった。

垣添　そんなことがあるんですね。

永田　河野が立ち直った一番大きなきっかけは、木村先生との時間だったと思います。がんという病気を、ある種、宿命的なものとして受け取ってしまう人がとても多いですね。私の場合は「あ！　がんがありますよ」と言われて「じゃあ、取ってよ」で済みましたが、だれもが同じようにはいかないですから。がんが見つかったときに、どのように聞くのか、あるいは聞かないのかは、大事な問題だと思います。ときには何も言わないのが一番かもしれないし。

垣添　中途半端な励ましや言葉をかけるよりも、ひたすら話を聞くのが一番なのかな、と、思います。

永田　そうですね。河野の歌に

言はないで　裕子さんお元気さうでなんて　わたしより紅《こう》が傷ついてゐる

河野裕子『蟬声』

というものがあります。娘の紅に会った人が、直接、河野に体調を尋ねられないものだから「お母さん、大丈夫？」と聞いてしまう。聞かれたことに一番傷ついているのは娘のほうなんだよ、という歌です。

垣添　ありますよね。

永田　ピリピリした付きあいも相手を傷つけますが、よけいな言葉がいっそう当事者を傷つけることも、本当に多い。一番難しいところだと思いますね。垣添さんはそういう場面に嫌というほど立ち会ってこられた。

垣添　どれだけ経験しても、これだという答えがない話ですね。

検診を受けてほしい

永田　個人的に知りたいのですが、垣添さんは国立がん研究センターの名誉総長ですが、臨床研究も十分されていらした。そうした経験があるのは、がん研究センター全体の把握のために良かったのではないですか。

垣添　私は臨床家ですが基礎研究もわかるので、時には白衣を脱いで、研究所の上から下までずっと歩きながら、いろいろな部署の人と雑談ができました。それは非常に大きな意味があったと思っています。

病院のほうも、白衣を脱いで外来の待合室に座って、患者さんや家族の話を聞くこともありました。そうしますとね、いろんなことが伝わってくるんですよ。

永田　そういう活動は大事ですね。

垣添　同じようにどこかの病院を視察するときは、その病院のセールスポイント——造血幹細胞移植であるとか、力を入れている表舞台を見せていただきますね。けれど「ところで配送センターは、どうなっていますか」とか、場合によってはトイレや給食部、廊下の掃除の具合など、裏側をいろいろ見せてもらいました。そういう場所を見ると、病院のリアルな姿はかなりわかりますから。

永田　そうでしたか。垣添さんは基礎も臨床もやってこられた。そのうえでがんという病気は、手遅れになると手のつけようがないとお考えですか。

垣添　そうですね。だからこそ、「予防と検診」に注力するのが、最も合理的なアプローチだと考えていますし、その活動に対がん協会として関わることができるのは、ありがたいと思っています。

日本も含め、今の世界のがん対策というのは「予防」「検診」「治療」「緩和ケア」という四本柱です。治療が進むのは進行がんの患者さんにとっては、もちろん大きな意味がありますが、ニボルマブ（分子標的治療薬）や遺伝子編集したT細胞を患者に投与するCAR－T療法といった新しい技術だと、ものすごいお金がかかります。国民皆保険制度はすばらしい制度ですから、経済的な面で崩壊することになったらたいへんです。その意味でも、予防と検診が特に大切だと考えています。

永田　アメリカで生活したときに、アメリカの医療費の高いことには驚きましたよ。

垣添　すごいでしょ。大学病院の部屋代だけで一晩一〇万くらい。診療費も含めたらさらに高額です。

永田　とんでもないですよね。だから国民皆保険制度が破綻するのが怖いですね。良い抗がん剤もできているんですが、千万円単位の高額ですね。

垣添　特に肺がんや乳がんなど患者さんが多いですからね。国民皆保険制度がどうなるかという心配がありますね。進行がんは本人の負担も、経済的・肉体的負担も他の病気と違います。

永田　検診をきちんとしていくことによって、治療に掛かるコストも変わってきますね。私の場合も、たまたま知っている医者だったので丁寧に診てくれたのか、ほんとに小さな一〇ミリに満たない病巣に気づいてくれました。それで「取りましょう」と、全部、取ったんです。その後は半年に一回、経過観察をしています。人間って不思議なもので、一つ、病気が見つかると、全身に気をつけるんですよ。

垣添　そう思います。現職のころ、厚労省や経産省、将来、局長になるような優秀な官僚が、仕事が忙しすぎて、症状があっても我慢して仕事して、がんセンターにみえたときには、too late（遅すぎた！）だという人がずいぶんいました。そういう進行がんで亡くなる方の悲しみと苦しみをたくさん見てきましたから、検診の受診率を上げるのは、どうしてもやっていかなくてはと思います。早期に発見すれば、がんなんて、どうってことのない病気なんですから。

日本にはすばらしい国民皆保険制度があるので、病気になったら病院に行けばいいという甘えがあるのではないでしょうか。だから講演のときには「自分の身は自分で守る」という基本姿勢について、強くお話しすることにしています。

亡くなった伴侶との対話

永田　ところで亡くなった人が、何か常に自分の周りにいるような、見守ってくれているような感覚をもつ遺族は多いですね。そのようなプロセスは、患者が立ち直るプロセスの一つなんでしょうか。

垣添　妻が亡くなったあと、本当に辛かった三カ月ぐらいのあいだ、「夢でいいから出てきてくれないか」と思ったけれど、全然、出てきてくれなかった。最近のほうが、時々夢に出てくるんですよ。当時は出てきてくれなかったですね。

永田　皆さん「夢に出てきた」と言いますが、私も夢には全然出てこないですね。私は夢をそもそも見ていないな。今でも寝るのが三時か、四時で、ほとんど夢を見ない生活をしています。

垣添　私もまったく夢は見なかったですね。一年間くらいかけて、いろいろなグリーフワークをやって、見かけ上は、普通の生活に戻ってきました。そうだ、写真を手帳の裏に入れたら、いつも彼女と一緒に行動しているような感じになって。大事な講演のときには手帳を手にとってね、「見守ってくれよ」と心の中で対話をしていました。それは非常に大きな影響があったと思います。

永田　今も奥さんがそばにいるように感じられますか？

垣添　ずっと心の中で対話はしていたんです。で、亡くなった直後から、三カ月ぐらいなどは、一日に何万回とか語りかけていた対話をしていたけれど、だんだん少なくなって、今は一日に数千回とかね、もしかしたら千回くらいになっているかな。時間とともに、減っていきますが、妻が亡くなった悲しみは永遠に消えないですよ。でもその一番つらい時期を乗り越えていくうえで、心の中で対話することは、私にとって非常に大きな意味がありましたね。

永田　また最初の話に戻るんですが、誰かの話を「聞く」ことは、本当に難しいことです。すぐ、何か言いたくなってしまうんだけど、ご家族を亡くされた方は、ずっと心の中で対話をされているんですよね。そこから外に発せられる言葉を聞くということが何よりもその人に寄り添う言葉になるのかもしれない。

垣添　ああ、そうですね。無理に何か言わなくてはという強迫観念から、無理やり言葉をかけるのは最悪だと思います。ひたすら話を聞くのが、すごく大事です。

今日、こうしてお会いしてお話しすることができて、とても良かったです。歩んできた人生はもちろん違いますが、伴侶を亡くした者同士で、互いの話に耳を傾けることも、大事なグリーフワークなのだと思います。

＊1　旧東海道歩きはめでたく完遂し、日本橋へ到着。現在は旧中山道を歩いている。

＊2　レカネマブは、アルツハイマー病の原因となるアミロイドβというタンパク質に直接結合して毒性を抑え、またアミロイドβの更なる凝集を抑えることで病気の進行を遅らせる治療薬として、二〇二三年に薬事承認された。

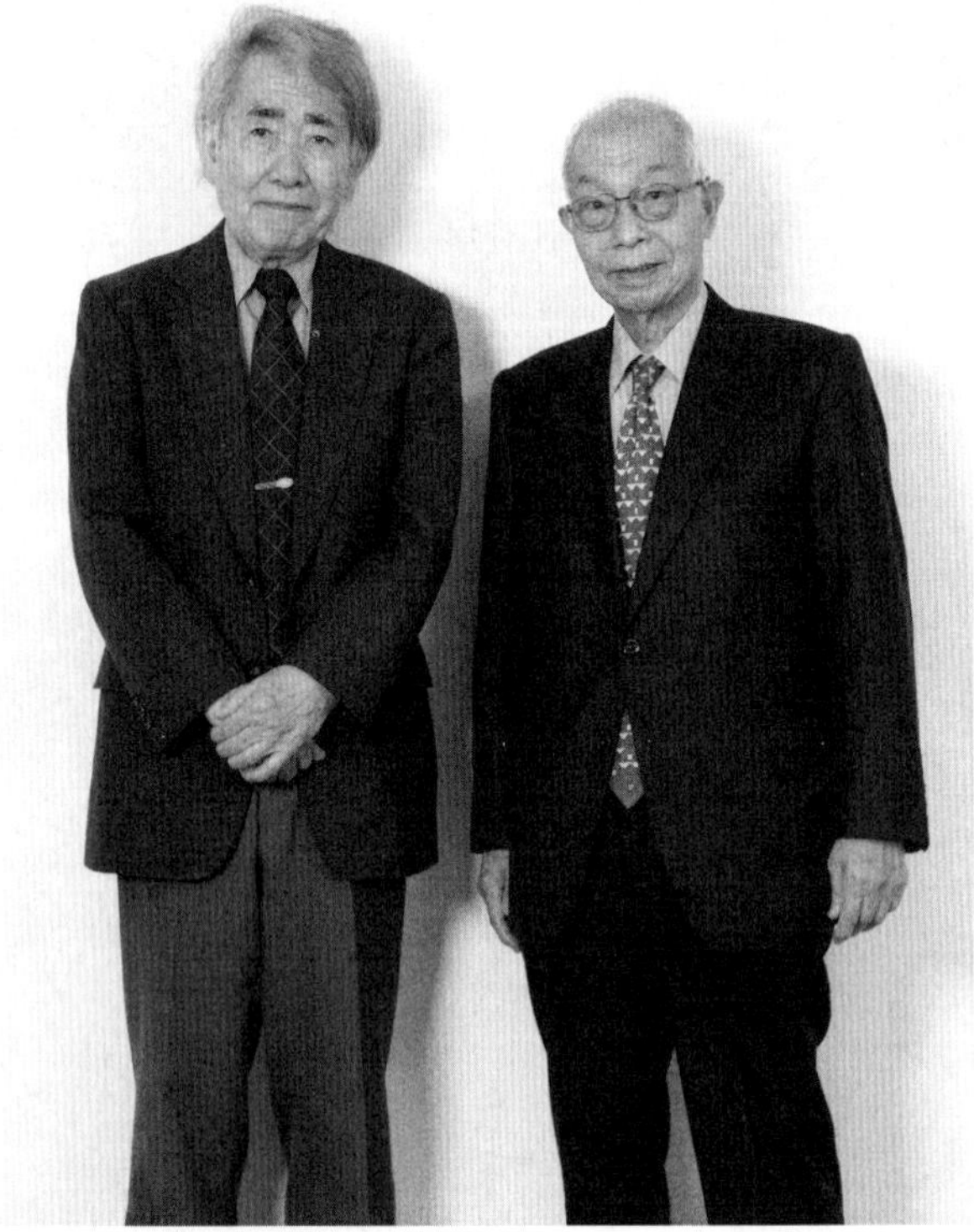

垣添忠生（右）と永田和宏

それでも歌人は挽歌を詠む

小池光

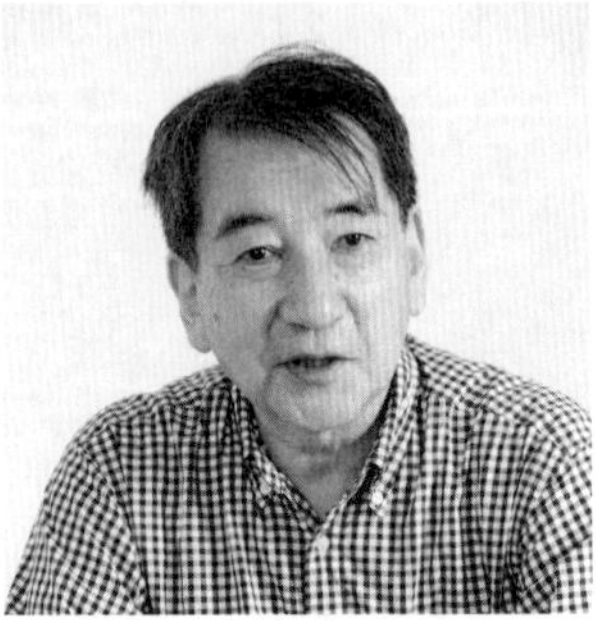

小池 光／歌人

こいけ・ひかる　歌人。仙台文学館前館長。一九四七年、宮城県生まれ。東北大学大学院理学研究科修士課程修了。七二年に短歌結社「短歌人」に入会。八〇年より「短歌人」編集人に。第一歌集『バルサの翼』（沖積舎）で現代歌人協会賞、第四歌集『草の庭』（砂子屋書店）で寺山修司短歌賞、第五歌集『静物』（砂子屋書房）で芸術選奨文部科学大臣新人賞（文学部門）、評論集『茂吉を読む―五十代五歌集』（五柳書院）で前川佐美雄賞、第六歌集『滴滴集』（短歌研究社）で斎藤茂吉短歌文学賞、第七歌集『時のめぐりに』（本阿弥書店）で迢空賞、第八歌集『山鳩集』（砂子屋書房）で小野市詩歌文学賞、『うたの動物記』（朝日文庫）で日本エッセイスト・クラブ賞、第九歌集『思川の岸辺』（KADOKAWA）で読売文学賞を受賞。読売新聞などで歌壇選者を務める。

短歌には死者を悼む「挽歌《ばんか》」というものがある。なぜ、愛する者を亡くして失意の底にあるときに歌を詠むのか。その問いについて語りあうのは永田と同年代の歌人、小池光だ。歌人として活躍しながら仙台文学館館長を務めてきた小池は、二〇一〇年に永田と同じく妻をがんで失う。永田と小池はどちらも大学では物理学専攻で、同じ年に妻に先立たれるなど、因縁が深いという。

永田　今日は「小池」「永田」と、お互いに呼び捨てで話したいと思って来ました。というのも小池と僕とは若いときから何十年来の付きあいで、数少ない呼び捨てで呼べる友人だからです。

呼び捨てに呼びいし頃ぞ友は友、春は吉田の山ほととぎす

永田和宏『華氏』

という歌を作ったこともありましたが、小池もそんな友の一人です。専攻も同じ物理で、僕は物理からは落ちこぼれましたが、小池は最後まで物理を研究し

ていた。短歌でも同じくらいの時期から一緒で、小池が同じ時代に歌を作り、歌人として、また友人としていてくれたのは、とてもありがたいことでした。小池はどう思っているか知らんけど、僕はライバルだと勝手に思ってた（笑）。

小池　永田とは昔から因縁があるんですよね——そもそも今日（六月二八日）だって、僕の誕生日なんだから。今日から後期高齢者という日に対談をするなんて何の因縁だろうと、驚いているんだ。生まれた年も一緒で、君の誕生日は五月だっけ？

永田　五月一二日。

小池　一カ月くらいしか違わない。永田は京都大学の理学部物理学科、僕は東北大学理学部の物理学科へ入った。永田は、物理は挫折して細胞生物学者として大成した。僕はいちおう、物理を通したけれど、研究者になるのはあきらめて、高校の教師になったから、そこはちょっと道が違う。でも二人とも理科系の人間なのに、なぜか短歌に捕まっちゃった。学生時代、僕が短歌を作り始めたのは永田よりも少し遅くて、そのころには永田和宏は同時代のスターだった。憧れるような存在で、「会ったらサインしてもらおう」（笑）という関係から、だんだんと同じぐらいになってきたんだよね。

それから（河野）裕子さんと僕の妻の和子も同い年じゃないかな。和子は大腸がんが見つかってから二年一〇カ月の闘病で亡くなるんだけど、同じ二〇一〇年の一〇月に亡くなった。裕子さんは八月だよね。

永田　八月一二日。

小池　うちは一〇月一四日だから、二カ月ぐらいしか違わない。しかも僕の家内の葬式の日が、裕子さんを偲ぶ会だったんだよ。

永田　うん、「そこまで一緒か」って、愕然としたよ。

小池　裕子さんの会だから京都まで行くつもりだったんだけど、その日が家内のお葬式になってしまった。そんな偶然も滅多にないよね。

永田　あなたとは不思議にいろいろなことが同じだったけど、妻の死まで一緒かと愕然としたな。互いに伴侶をがんという病気で亡くしたことまで含めて、小池には非常に強い因縁というか、不思議なものを僕は感じているんです。この連載では、これまで分野の違う人と話をしてきたので、今日はお互いに歌人として、歌を中心に話をしたいと思っています。それぞれの歌を味わいながら、その背景にあるものを語りたい。たとえば小池の『思川の岸辺』（KADOKAWA）以降の歌集を読んでいると、何か自分の歌を読んでいる気になるくらい、同じことを感じてるんだなあと思えてくるんです。小池の歌に、

裕子さんの死をつひに告げ得ざるまま秋に逝きたりわが妻和子

小池光　『思川の岸辺』

という歌があるんだけど、ここにはそれぞれの妻の「裕子」と「和子」が両方、出てきているね。

小池　うちの家内は裕子さんと正反対で、すごく地味で文学には縁がない人だった。けれど裕子さんのことは知っていて、同じ病気だったせいか、時々「裕子さんはどうしてるかしら」と言うんだよ。一回か二回、電話で話したこともあったみたい。

裕子さんが亡くなったという知らせが来たとき、うちの家内もいよいよの段階になっていたから、ついに裕子さんのことは言えないまま亡くなったんです。だから彼女は裕子さんの死を知らなかったんだよね。

試行錯誤の温泉卵

永田　裕子の死から和子さんが亡くなるまで、二カ月くらいだよね。そのあいだ毎日、病院には行っていたの？

小池　何もすることがないけど、毎日、行っていた。もう話す気力もなく、うつらうつらとしているので、座っているだけだった。

永田

をとしの夏にもここにわれ来たり病室のきみより逃れ逃れて

小池光『思川の岸辺』

という歌があったね。

小池　それは、もう少し前のころのことだね。うちは大腸がんだったんだけど、手術で大腸を二〇センチくらいとったとき、医者が「必ず転移するだろう」と言うわけ。手術した二、三カ月後に検査をしたら、肝臓に三箇所くらい転移が見つかって、「肝臓はとれないから、もう手術できない」と言われてね。それで妻も僕もガクッときちゃったんだな。最初は「手術をすれば治るのではないか」という気持ちがあったから、割と元気だったんです。

永田　がんが見つかってから二年一〇カ月だったんでしょう。短すぎるからなあ。

小池　本人もショックだったと思うけど、私も気持ちが折れてしまった。

永田　河野は手術をしてから八年は無事だった。毎年、検査結果がわかったら二人でワインを朝まで飲んでね。八年目で再発が見つかって、そこから二年後に亡くなったんだよね。

小池　再発から二年というのは、うちと同じくらいだね。

永田　「再発が見つかったら二年」って、我々、がんを研究していた人間は、だいたいそんなものだと思っているんだけど、河野もまさに、ちょうど二年だった。

小池　再発したときも乳がんだったの？

永田　いやいや、再発がわかったときは肝臓に転移していた。

小池　肝臓への転移だったんだ。うちも肝臓に転移して、アウトになったんだな。

永田　再発後、小池は一人で和子さんを看ていたの？　河野は最後はターミナルケアの病院へ入ることに同意していて、一緒に病院を見に行ったんだけど、最終的には家で過ごすことにした。最近は自宅で受けられるターミナルケアのサービスが充実していて、毎日、看護師さんたちがやって来てくれた。河野は早くから食べられなくなったので点滴もしてもらって。最期を家で看られたのは、本当によかったなあと思うね。

小池　僕もターミナルケアについて調べたんだけど、地域によって充実してるところと、全然だめなところとあって、京都はすごくいいんだよ。当時の埼玉県は遅れていて、毎日、お医者さんが訪問するような、在宅でターミナルケアをするシステムがなくて、入院するしかなかったな。

永田　処置は全部、看護師さんがやってくれるんだけど、自分にできるほんのわずかなこと——たとえば点滴を打ち終わったあとのちょっとした処理ができたのはよかったな。なにしろこちらはマウスの細い血管に針を刺すのは日常茶飯事だったから、人間の血管への針の出し入れはお手のもの。昔は自分の静脈に針を刺して、実験に使う血液を自分で取ったりもしていたくらいだからね。もちろん河野に注射針を刺すことはなかったけれど、点滴のあとのヘパリン処置なんかは、それをぼくにしてもらうことが、彼女は誇らしげだったね。

それから最後、もう本当に食べられなくなったときに、温泉卵を作ってやったんですよ。何回も試して、ちょうどうまい具合にできるようになったのを、河野に出したら、すごく喜んでくれてね。最後の一週間、何も食べられないのに温泉卵は二日か三日ぐらい食べてくれたんです。嬉しかったな。

小池　それは幸せだなあ。
最期を自宅で看取れるかどうか、家族にとっても大きいんだよ。だから地域によって差があるというのは、重要な問題だよね。

「あとで食べるから」

小池　食べることについて言うと、うちは入院してからだんだん食べなくなっていった。「病院の食事はまずい」「こんなの食べたくない」って言って、全然、触らないの。「何なら食べたいか」と聞くと、しばらく考えてから「コンビニで売っている、鶏肉の五目おにぎりなら食べられるかもしれない」って。だから、鶏五目のおにぎりを、すぐ買ってきた。そしたら、「ありがとう。あとで食べるからそこに置いておいて」と言うので、枕元に置いてね。二、三時間いてから帰って、次の日に行くと、同じところに鶏五目おにぎりがあるわけよ。食べたいと思ったものでも、もう食べられなくなっていたんだよね。
自分が買ってきたおにぎりがそこにあるのが、非常に胸に迫るんだ。そういうことが何度もあったな。その鶏五目おにぎりは、僕が自分で食うわけだけどさ、和子の「あとで食べるから」という言葉は、すごく覚えている。

永田　うちは娘の紅《こう》が、河野に「結婚するところを見せたい」と結婚式を急いで、亡くなる三カ月ほど前に結婚式をあげたんだよ。もうほとんど食事を口にできなかったのに、式の当日に出た料理はかなり食べられた。酒はそんなに飲まなかったけど、状況によって食べられるようになるんだね。

小池　その話も同じだ。うちの下の娘も、母親にがんが見つかってから、相手を探して結婚したんだよ。

永田　そんなに早く見つかったんだ。

小池　見つかったんです（笑）。それで「ママに孫を抱かせる」って言って、本当に抱かせたものね。

永田　小池の歌にある、

癌を病む母にみせむと結婚式ひたいそぎたるふたりのこころ

小池光　『思川の岸辺』

二人っていうのは娘さんとその伴侶ということ？

小池　そうです。結婚式も盛大な結婚式はもうできないから、両方の家族だけ集まって。

永田　それも同じだなあ。うちの家族が五人、彼のほうも彼を含めて五人だった。

小池　そうそう、そんな感じ。それでウエディングドレスを着て写真を撮って。それが和子の最後の外出になった。

永田　僕はそのとき、

　　はじめから泣いてちゃ駄目だゆうこさん泪の意味は我のみが知る

　　　　　　　　　　　　　　　　　　　　　　永田和宏『夏・二〇一〇』

　という歌を作ったんだ。家族だけの結婚式だったんだけど、はじめから河野が泣いていてね。あの人は、あんまり泣かない人なんだけどね。

小池　そうだね。

永田　ところが、ひどく涙もろくなっていた。結婚式が終わって、披露宴がおもしろかった。内輪だけの少人数が一つテーブルでわいわい話が弾んでね、河野もよく笑って、よく話して、あれはすごく元気になったなあ。

小池　それが亡くなる三カ月前なの？　それでも裕子さんは、ちゃんと着物を着て結婚式に出られたんだ。

永田　そうだね。河野はその後も斎藤茂吉《もきち》短歌文学賞をもらって、岩手県の北上《きたかみ》へ行って講演もした。最後に公《おおやけ》の席へ出たのは、兵庫県の小野市詩歌文学賞の授賞式だね。亡くなる二カ月ぐらい前で、その直後から入院した。小野市では「あと五年あったら、茂吉と同じだけ歌集を出したい」という挨拶をして、聞いていた人がみんな泣いちゃった。

妻との共同作業

永田　もう一つ、小池の歌で自分の心情に近いと思ったのは、

連載の最終回を見とどけて四日ののちにみまかりゆきぬ

小池光『思川の岸辺』

こういう歌を他にも作っていて、

きみがため二年続けし連載の『うたの動物記』が本になりたり

小池光　『思川の岸辺』

自分が何かをやるときに、伴侶が見ていてくれるというのはすごく大きな支えになる。小池の歌の〈きみがため二年続けし〉というのは、どういう経緯だったの？

小池　「うたの動物記」は日本経済新聞の毎日曜日に連載してたコラムのタイトルで、動物が出てくる短歌や詩の話を書いたんです。連載依頼の電話が来たとき、もう和子ががんだとわかっていた。だからできるかどうか考えたんだけど、後ろ向きなことばかりじゃなく連載をもつのはいいだろうと思って引き受けたんだよ。

毎回、書いたら、新聞社に送る前に原稿を和子に見せるわけ。和子は文学に精通している人じゃなかったけれど、病人というのは何か鋭いものがあるんだね。ばあっと読んで、「今日のは面白かった」と言うときもあるけれど、「面白くない」とか「なんかよくわからない」と言うこともある。最初は「なんでそんなこと言うんだ」って思ったけど、確かに読み直すと上手くないんだよ。それでハッとして、全部書き直してもっていくと、今度は「わかった」と言われたり。

それが最後のほうは自分も病院に泊まりきりになったので、毎週の連載は書けない。それで日経に事情を話して、中途半端な時期だけど「連載を一〇月で終わりに」と頼んだの。そうしたら最終回が載った四日後に死んだんだよ。まるで本人が見届けていたような気がしてね。

永田 「そこまで同じか」と思ったんだけど——うちは河野と二人で、「京都歌枕」という、京都、滋賀の歌枕を訪ねる連載を京都新聞で始めたんだよね。一カ月に二回、河野と僕が一回ずつ書くことにした。二人ともその提案が面白いと思って引き受けたんだけど、河野が一回目を書いた直後にがんの再発がわかった。そうなると、さっき言ったみたいに、「もうあと二年だ」と思うわけ。二年間の連載を最後まで書けるのか。毎回、その場所へ行って取材をして書くから、河野の体調をすごく心配した。けれど最後の二年間、一カ月に二回は、二人でいろんな場所を取材に行く時間を持てたのは本当にありがたかったね。そんなことがなければ決して行かなかっただろう場所に、しかも、二度とこの場所にこの人と来ることはないんだと思いながら歩くのはつらかったけれど、連載が続いている限り、この人は死なないという確信もあった。

渡岸寺《どうがんじ》の十一面観音《かんのん》を観に行ったとき、初めて「ああ、もう二度とここへこの人と来ることはない」と実感したのを覚えている。寂光院《じゃっこういん》へ行ったときは、河野はもう歩くのが本当にしんどくて、寂光院の坂で、なかなか階段を上れなくて、途中で僕の背中に背中を押しつけて、ハアハア息をしていた。最後の共同作業をしているという気分がすごくあった。連載が終わったあとに河野と京都新聞で対談することになったんだけど、僕たちが対談するのは実はそのときが初めてだったんだよね。新聞社が家に来て、二人で話をしたときに、河野は「私の場合は、あなたと一緒に行ったというのが、非常に大きかったですね。こういう形で時間を共有できたというのは、私には非常に大きな意味をもっていたと思います」と言っていたのね。小池の今の話を聞いていても、奥さんとの共同作業だったんだな、と。

小池　うん、そんな感じはしたね。

永田　対談したのは七月だったかな。それを『京都うた紀行』（京都新聞出版センター）として本にまとめるときに、その対談を入れて、河野が前書きを僕があとがきを書くことになった。でも河野はもう書く力がなくて、口述筆記で娘の紅が書いてね。本が出たときは、もう河野は亡くなっていた。

もう一つ、産経新聞に「お茶にしようか」という連載を、これは家族でやっていた。僕と河野と淳《じゅん》（長男）と紅、四人でエッセイを書いて、毎週、誰かが担当する。この連載は河野が危ないとわかったときに、河野のほうから「やりたい」と言ったものなんです。僕は絶対に無理やと思ったんだけど、河野が「家族と一緒に何か共同作業をしていたい」と言って。始めてから半年くらいで、河野が亡くなったので、その後一カ月ほど休載させてもらって、河野の代わりに淳の奥さんが加わって、四人で続けた。結局、まるまる二年、連載をして、『家族の歌』（文春文庫）という本になりました。

小池にとっても「うたの動物記」の最終回が載った四日後に亡くなったというのは、すごく暗示的だと思う。毎回、原稿を和子さんに見せることができたのは、よかっただろう？

小池　そうだね。毎週、書いて、見せて、「おい、どうだ？」と読んでもらったのが、よかったと思ってる。病人は感覚がシャープになるというか、五感の冴えがあるんだとまざまざと感じたな。

永田　だから、ごまかせないんだよ。

小池　ごまかせないね。口数少なく言う、そのひと言、ふた言が当たるんだ。

日常生活で病気の話をするか

永田　小池は奥さんと病気については、よく話したの？　病気については、よく話す夫婦とまったく話さない夫婦があるんだよね。

小池　ほとんど、しなかったと思う。再発して、ステージ4だと言われたときには余命は二年か三年だとわかったし、それ以上は何も言わなかった。

ただ、最後のときに和子は「がんが見つかってから、たいていの人はいったんよくなるのに」と言ったんですよ。がんになるのはショックだけれど、多くの人は治療をして、いったんはよくなるものなのに、和子の場合は、ずっと悪くなっていくばかりだった。検査するたびに数値が悪くなって、体が衰えていったから、「一回ぐらいいい思いをしたかったよね」とは言っていました。一回くらい、「今度の数値はいいですよ」と、言われてみたかった、と。それは俺の気持ちでもあるね。一回も希望がもてなかったのはかわいそうだったね。

永田　あなたも知っているけれど、河野は一時、すごく荒れてたいへんだったんだけど、あとで思うと、そのあいだにいざという最後の事態への心の準備をしていたんだと思うんだ。再発したときに私が一番恐れたのはあの酷《ひど》い状態がぶり返すことだった。今でも彼女には申し訳ないと思うけど、「また、あの日々を繰り返すのか」と、心配のほうに意識がいってしまった。

ところが河野は再発したとき、信じられないぐらい平静で、「とうとう来ましたか」と、先生に言ったんだそうだ。いつかは来ることを前提に、荒れていた時期も、家族みんなの思いを確認しながら、死への心の準備をしていたんだなと思います。そういう意味で、がんという病気は「引き算の時間だ」と、ずっと言ってるんです。時間は、どんどん短くなるから、まだ余裕があるときに引き算をする。そういう心の準備をする機会があるんだと。ただね、垣添さんもそうでしたが、あなたも和子さんの再発期間がすごく短かったので準備する時間が短かったでしょう。

小池　それは短かったよね。永田の歌の話をすると、

あの頃のあなたは憤怒をもてあましわれの帰りを待ち難《がて》にをりし

永田和宏『置行堀』

は、病気になる前のころ、夜遅くなって学校から帰ってくる自分を待ちかねて、何かが

ほとばしるように妻が向かってくるという場面なのかな。

永田　いや、病気になってからのことを詠んだものだね。

さっきの話に戻ると、小池と少し違っているのは、僕の場合は治療の専門家ではないけれど、日本癌《がん》学会でいろいろな仕事をしていたし、がんのことがよくわかってる人間なので、だから河野に物を言うのはすごく怖いわけ。なぜって河野は僕の言うことを絶対だと思って、信じてしまうから。だから病気についてはできるだけ触れないようにして、とにかく平静を装って、「がんもたいしたことはない」と、病気のせいで僕の生活が変わったと思われないようにしていたんです。彼女が落ち込むと思ったから。

小池　そういう歌なのか。

永田　生活を変えないと決めていたから、僕は平気で外へ行って友達と飲んだりして、家へ帰る。それが彼女には「私のつらい状態をわかってくれないで、のほほんとしてる」と、憤りのもとになった。もう一つは「家族から置いてきぼりにされている」という気持ちがあったんだと思います。あなたの場合は、どう寄り添ったのかを聞かせてもらえますか。

小池　うちも子どもが二人とも家を出ていて、家内と二人暮らしだったけれど、病気の話はほとんどしなかった。むしろ注意深く、その話題を避けるところがあってさ。そのかわりに当たり障りのないことで、たとえば「ヒラメのお刺身が食べたいから、浦和のデパートまで行って買ってきて」と言われると、そのとおりにして。買ってくると一切れか二切れ食べて、「美味《おい》しい」とか言ってたね。僕に当たるといった行動は、あまりなかったかな……あと、猫を異常に可愛がったね。

永田　それもまた不思議なことに、河野と同じなんだな。

小池　最初は猫が嫌いだったんだよ。でも、うちに来たその猫だけはものすごく可愛がるようになって、寝るときも、いつも一緒。動物も大事だね。

永田　うちも猫が二匹いたんだ。ムーという名前の、家から出ないおばあちゃん猫と、もう一匹は、息子の淳が拾ってきたトムと名づけた猫。小っちゃな子猫のとき、和歌山でカラスに突かれているのを見つけたんだけど、また負けん気が強くて、家に居着かないですぐに外へと出かけていく。河野は「私より先にトムが死んで、私のあとでムーが死ぬ」と言ってたんだけど、まさにそうなった。

洗ひ上げし猫をきみより受け取りてタオルに包みし日々をおもふも

小池光『思川の岸辺』

小池のこれ、いい歌だよな。

小池　うちは家内が猫を洗うのが上手で、僕だとうまくいかないんだよ。そのことを詠んだんだね。うちの猫は家内が洗うとわりと静かにしているから、妻が洗って拭いたあと、俺がタオルをもって待っている。妻は「そら、お父さんのとこへ行きなさい」とか言って、猫は完全に子どもになって、猫がいると私は「お父さん」になるんだよ。

永田　あなたのことは、どう呼ばれてたの？

小池　いや、それが不思議なんだけどさ、子どもがいれば「パパ」か「お父さん」だね。「あなた」とは言わない。二人きりになったとき、なんて言ったかっていうとね……二人きりになると、呼ばなくてもわかるわけでしょ。「あなた」って、永田の歌にあるけどさ、「あなた」という呼び方は私の家では、すごくあらたまった言い方でさ。「あなた」と言われると、「何を言われるのかな」と、こちらはちょっとドキッとするわけ。

永田　そうか（笑）。

小池　うん、「あなた」はちょっと怖くて、身構える。そんな感じだから、呼ぶときは「パパ」「ママ」で言ってたね。

永田　子どもがいなくなっても。

小池　子どもがいなくなると、「パパ」「ママ」は不思議と出なくなるんだな。「お父さん」と言うときもあったけど、とにかく「あなた」はたまに出てくるとハッとする。

永田　うちはね、河野を呼ぶときも「あなた」だし、彼女も僕を「あなた」と呼んでいた。

小池　「あなた」と「あなた」で呼びあう夫婦なんだ。珍しいね。

永田　ときどきは「お前」と呼ぶことも、呼ばれることもあった（笑）。子どもたちに対しては、「お父さん」と呼んでいたけど、子どもがいるときでも僕に対して「お父さん」と呼んだことは一度もなかった。僕とはずっと一対一の関係であって、子どもたちを介した関係ではないという感じだな。「馬ちゃん」「うま子」「うま子さん」って、彼女がつけたあだ名で呼んでいることも多かったね。

小池　今、思うと、妻が「お父さん」と言うときは、私ではなく自分の父を思っているところがあったね。うちの和子はお父さんが大好きで、お母さんが嫌いだったんだよね。二階のベランダにいたとき「お父さん、夕焼けがきれいよ」と言われたことがあって、俺が「お父さん」って呼ばれたと思って、「なんだ」と下りて行くと、「夕焼けがきれい」って。そのときの「お父さん」という言葉のニュアンスはあきらかに俺じゃない。

永田　おおっ、そうか。
小池　微妙にわかるんだよ、そういうことは。
永田　今の小池の話はこの歌のことかな。

お父さん、ところして階下に下りゆけば夕焼きれいときみは呟く

小池光『思川の岸辺』

小池　そのときの〈お父さん〉は俺じゃないような気がしたな。
永田　河野は逆で「お母さん」がとにかく、もう大好きだった。最後はよくなったんだけれど、若いころは親父《おやじ》が嫌いで、それでもっとも親父から正反対の人を選ぶというので、僕を選んだ（笑）。
小池　ああ、そう。

俺でなかったらもう少し幸せだったんじゃないか
小池　永田の歌に、

訊くことはつひになかつたほんたうに俺でよかつたのかと訊けなかつたのだ

永田和宏　「短歌研究」二〇一九年四月号

というのがあります。永田の新潮社『波』の連載（『あの胸が岬のように遠かった』）を読んだけど、そこに出てくるNさんをめぐる歌なんですか。

永田　それはあまり関係ないんです。彼女は、なんというかとても大きな愛情で、終生私だけを愛して死んでいった人だと思うんです。そのある意味絶対的な愛情に較《くら》べて、自分は果たしてそれに値するだけのものを彼女に与えられただろうかと、彼女の死後、何度もそんな疑問が頭をもたげるようになった。それを詠ったものです。

ただ小池にも、〈幸うすき妻とや～〉といった歌がたくさんあるから、小池もそう感じているのかと思ったんだけど。自分については、「俺でなかったら、もう少し幸せだったんじゃないか」という気持ちはどこかにある？

小池　ある、ある、非常にあるね。俺なんか、特にあるなあ。和子は「あなたはとても難しい人だから」って言うんだ。「難しい人だから、再婚なんかしたってうまくいかない」と、よく言っていてさ。「私も一人で死ぬんだから、あなたも一人で暮らしなさい」という、恐ろしいことも言っていた。でも娘たちにはちょっと違って、「お父さんが再婚したら、新しいお母さんと仲よくするんだよ」と言っていたらしいんだ。俺には「あなたは再婚はダメだ」と言っていたのにね。

永田　そう、小池は難しいかもわからんなあ。

小池　難しいか、俺。

永田　うーん。

小池　あなたのほうが、よほど暮らしやすいよ。

永田　そうそう、僕は暮らしやすかったと思うね（笑）。

小池　確かにこちらは屈折に屈折しているからねえ。しみじみと「あなたと暮らすのはとても難しい」と、和子が言っていたのを思い出すよ。

永田　彼女が亡くなったあと、すぐに何人もの人から、早く再婚しろ、と言われたんだね。まあ、まだ若かったから心配してくれたんだろうけれど、しかし、再婚したら、どうしたって彼女と較べちゃうじゃない。それは新しく来る人が可哀想《かわいそう》でさ、そんなことはできないと思ったね。

小池の歌には〈幸うすき〉という表現が何度も出てくるよね。小池の主観なんだろうけれど、意外な感じがするんだよ。

着物だつて持つてゐたのに着ることのなかりしきみの一生《ひとよ》をおもふ

小池光『思川の岸辺』

という歌のあたりは、今言った〈幸うすき〉につながってくると思うんだけど。

小池 本当にそうだったんだよね。結婚するときに、向こうの親が花嫁道具をいちおう、用意してくれた。大きな和箪笥《わだんす》や鏡台とかもって来たものが今でもある。その和箪笥には着物が何枚か入ってるんだけど、着ることはまったくなかった。一度もなかったんじゃないかな。

永田 小池の授賞式とか、奥さんが来てもいいのになと思ったけれど、ついに見ることはなかったものな。

小池 夫婦で写真を撮るから、迢空賞《ちょうくう》のときだけ出た。あとはまったく行かなかったねえ。

永田 歌壇のことに興味はあったの？

小池　ないね。よくしゃべっていたのは裕子さんのことぐらいだよ。でも、少しは知ってたのかな。時々、ハッとするようなことを言うんだよね。

永田　それは僕にはわからないところだな。僕の場合は歌を作ったら全部、河野が読んでいたから、逆にしんどいところもあった。

小池　うちは読ませることはなかったなあ。

永田　小池は抗がん剤の歌を発表していたでしょう。奥さんは読んでいたの？

小池　どうだったかな、雑誌発表の歌は読まないと思う。今の話はこの歌だよね。

夏雲のよるべなき下に抗癌剤点滴三時間の妻を待つなり

小池光　『思川の岸辺』

実際に、二、三週間に一回、病院へ抗がん剤の点滴に行くわけ。ベッドに横になって点滴を受けて、三時間かかるんだけど、病人の脇でずっと待つのはとても苦痛なの。それで俺は、「ちょっと散歩してくる」と言って出かけて、病院の近くの公園のベンチにひっくり返っていた。すごく暑い日で、誰も来ないから上半身裸になってさ、三時間、待っているときの歌です。抗がん剤の点滴って、知らなかった？

永田　いや、もちろん知ってたよ。抗がん剤は最後、髪が抜けるでしょう。河野は髪の毛が豊かで、年を取っても白髪がまったく無かった。だから再発してから抗がん剤治療も受けるっていうときに――あのときは六一だったかな。髪の毛が無くなるのは寂しいだろうから、家族で写真を撮りに行ったんだ。息子はセミプロのカメラマンで、釣り雑誌の写真をいっぱい撮っていたし、娘の旦那はプロの写真家なので、娘も見よう見まねでレフ板をアルミホイルで作ってね。僕も子どもたちもそれぞれ自分のカメラをもって、京都御苑《ぎょえん》、京都御所《ごしょ》へ行って写真を撮った。

そのときの写真がすごくいい写真で、今でもよく使われている。彼女が水色の和服を着て写っているのが、そのときの写真なんだ。河野ひとりが和服を着て、それを取り囲むようにして、三人があちこちから写真を撮っていたから、不思議な風景だよね。河野は「何を今ごろ」と怒っていたけど、内心ではたぶん嬉しかったんやと思う。そのときの写真がなかったら、河野にはいい写真がなかったんだよな。

小池　裕子さんはよくいろんなところで着物を着ていたからね。

亡き妻の遺影に歌を供える

永田　和子さんが亡くなってからの歌で、遺影が出てくるものがある。

われがことちよつと書いてある新聞を遺影のまへにたたみて置くも
小池光　『思川の岸辺』

他にも『うたの動物記』（朝日文庫）を遺影の前に置いた、とあったよね。こうしたことも同じだなあと思うんだけど、本が出ると、まず遺影の前に置かないかんという気持ちがある。「見ていてほしい」という思いがすごくあるんだね。

僕の場合は長い間の習慣で、何を書いても、河野が全部読んでくれていた。読まれていることはしんどくもあるんだよ。特に河野ががんになって、いよいよ危ないというときの歌は、それまで河野のがんについての歌はなかったけれど、「ここで作っておかないと、もう、彼女に見せられなくなる」と思って作った。

一日が過ぎれば一日減つてゆくきみとの時間　もうすぐ夏至だ

永田和宏『夏・二〇一〇』

この歌が河野がもう生きられなくなるということを歌った、初めての歌なんです。どんどん河野と一緒の時間が少なくなっていく。すごく残酷な歌。もちろん感想は聞かなかったし、河野も何も言わなかった。残酷な歌ではあるけれど、でもねえ……やっぱりあの歌は読んでおいてもらってよかったなという気がするね。

それで、あなたの場合は、奥さんが歌を読んでくれないことに物足りなさはなかった？あなたの歌にある「自分のことがちょっと載っている新聞を遺影の前に置く」というのは、自分のことを知っておいてほしいからじゃない？

小池　それは永田の家庭環境が特別だから。

永田　うちは、特殊か（笑）。

小池　普通は旦那が歌を作るなら奥さんはやらないしね。永田は特別なんだよ、きっと。奥さんだけじゃなく、子どもたちも歌を詠む歌人一家なわけだから。たぶん内部エネルギーの量がものすごいんだ。僕がどうというよりは、あなたが特殊なんじゃないか。

永田　でも、自分のことが載ってる新聞を奥さんの遺影の前に置くのは、自分のやっていることを知っておいてほしいからでしょう。

小池 うーん。確かに僕はやるけれどね。どうだろう。

永田 そういう気持ちがあるなら、生前、「歌を読んでみて」とは、言わなかったの?

小池 だって、僕の歌をいきなり読んだってわからないでしょう……。

永田 まあ、確かに歌をある程度やっていないとわからんか。

小池 歌を読んでいる人でも、僕の歌はわからないからさあ。相当、年季を要するよ(笑)。

永田 うちは喧嘩《けんか》していても、作った歌が毎朝、テーブルの上に載っていたからなあ。小池に、自転車の歌があったやろ。

小池

わが妻のどこにもあらぬこれの世をただよふごとく自転車を漕ぐ

小池光 『思川の岸辺』

これは、亡くなって間もないころだね。

永田　この辺の作品はことに共感するんだよ。もう少し、背景を聞かせてくれる？

小池　僕は買い物のときとか、自転車によく乗るんだよ。入院した病院は家から少し離れていて、自転車で四〇分ぐらい掛かった。その道を毎日通っていたのに、妻が死んでからは自転車が真っすぐ走れないような感じになるんだよ。ふらふらしてしまうのが衝撃だった。自転車で真っすぐ走れないような感覚になっていたから、〈ただよふごとく自転車を漕ぐ〉というのは、誇張じゃないわけ。

永田　この歌でしみじみとするのは、〈わが妻のどこにもあらぬ〉というところ。同じ風景で昨日まで見てた風景なのに、この人だけが欠落している。

小池　その人の存在だけが無くなるんだよね。

永田　僕も、

たつたひとり君だけが抜けし秋の日のコスモスに射すこの世の光

永田和宏　『夏・二〇一〇』

という歌を作ったことがある。風景が全然変わらずに同じであることが、すごく残酷だと感じるんだよね。世の中がガラッと変わってくれればいいのに、昨日と同じ風景があって、でもそこには一人の人間だけがいない。

小池　そういう感じはわかるね。「亡くなる」とは、まさに「無くなる」んです、無になってしまう。昨日までそこに存在していたのに。

永田　ごっそりと欠落するんだ。

小池　まあ、当たり前のことなんだけど、人が亡くなると世界というものが変わってしまうよね。

永田　そのあたりの感覚に僕も共感するわけです。歌の中で〈これの世を〉という言葉をあなたが使っているよね。

夫婦が二人でいる時間、〈これの世〉があったからこそ、一方がいなくなり、〈これの世に〉一人取り残されているという感覚が生まれる。逆に言うと〈これの世〉から、死んだその人だけが欠落してしまったように感じるわけだ。僕は〈たつたひとり君だけが抜けし秋の日のコスモスに射すこの世の光〉で、〈この世〉を使ったけれど、〈これの世〉や〈この世〉という言葉を実感できるようになったのは、女房が亡くなってからなんです。

小池　そうだね。〈この世〉〈これの世〉、世の中の現実、そこから一人だけがぽんとなくなるのは不思議と言えば不思議だね。魂とか何だとかいわなくても、存在していたものが無になってしまうのが非常に不思議で、どう理解していいかよくわからないんだ。

永田　小池は奥さんとよくしゃべった？

小池　しゃべらないね。不足はなかったけど、会話はあまりしなかったな。

　つまり、なんだ……模範的な夫婦じゃなかったんだよ、うちは（笑）。

永田　そう言いながら奥さんを絶対的に信頼している。小池のところは強く信頼しあっている夫婦だなと思ったんだ。

小池　俺はもう、任せてた。嫌なこと、家庭のこととか全部、家内に任せてしまって、「俺は金だけは渡すから、お前がこっちはやってくれ」と、給料袋は全部、渡し続けて。それで俺は短歌や文学をやるわけでしょう。だから彼女にお金は入ってくるんだけど、それで満足してたとは思わないなあ。

永田　そうかなあ。

小池　うん、思わない。そういうところも含めて、さっき言ったように「悪かった」と思うんだ。

永田　私も家のことは、もう本当に何もしなかった人間だから、申し訳ない。

小池　そうかい。

永田　歌のことだけじゃなくて、サイエンスの仕事もめちゃくちゃ忙しかったから、家のことはとてもできなかった。それは河野が一番よくわかってたので。家の雑用は本当に何もしなかった。たまに庭に出て、落ち葉を焚いて焚き火をしていたらすごく喜んでた。だけど少し違うのは、とにかくよくしゃべったことだな。

小池　それはしゃべるだろう。

永田　うーん、彼女がしゃべるだけしゃべって（笑）。

小池　言葉がほとばしり出るタイプだから、そりゃあ裕子さんはしゃべるよ（笑）。もう、ぶわーって話すんだろう。

永田　トイレの前まで行って話してたからね。この連載で、小池真理子さんもそう言ってたな。小池さんは旦那がトイレの前まで来て、話していたんだって。小池は奥さんと一緒に飲んだりしなかった？

小池　しないなあ。

永田　そうか。うちはお祭り家族で、原稿が終わったらだいたい家で「飲もうか」なんて言ってね。

飲まうかと言ふのはいつもぼくだつた飲まう飲まうときみが応じて
永田和宏『夏・二〇一〇』

なんていう歌も作った。話さなかったことは小池も後悔してるの？
小池　話したかったとか後悔というよりは、そういう運命《さだめ》だったんだろうなあ。だからこそ、もう少し幸福を味わって逝かせないとダメだったんだけど、私の至らなさもあって。
永田　小池は僕なんかと違って、自分の思いを素直に出さない、とてもシャイな人間だから、「愛した恋した」とかいうことはあまり書かないでしょう。だから小池の歌集を見て驚いたの。奥さんについての歌に付箋《ふせん》を貼ったら、こんなにたくさんあるんだよ。あらためてびっくりしたね。
そのうえで話したいんだけれど、我々には挽歌を作るというある種の風土、伝統があるでしょう。何の気なしに詠むのではなく、詠まざるをえなくなるような――これ、けっこう変なことだよね。だって、身近な人を喪《うしな》って一番しんどいときに、一番つらいことを歌にするんだから。挽歌って、なんだろうか？

しんどいときに詠む歌

小池　作る人間は、作ることで支えられるんじゃないかな。僕もねえ、やっぱり歌が支えになったと思うよ。

永田　小池さんにしては、ちょっとまともすぎる答えですね（笑）。

小池　ええっ、そうですか。短歌の雑誌から「何月何日までに何十首、作ってくれ」と依頼があって、締め切りまでに考えて作ることが、心の空白に対して、救いになるというか、支えになるところがあるよね。僕は短歌をやっていて、すごく助かったと思う。気持ちは常にもやもやしていて、不定形なものじゃないですか。「妻が死んで悲しい」とか単純な言葉にはならないわけで、もっとよくわからないものですよ。それを一首の歌を作ったときに、「ああ、自分はこんな気持ちをこういうふうに書く人間だ」と、自分で自分のことが少しわかるようになるわけ。すると、もやもやしたものが整理されて、救いというか助けになるんです。そのために、歌を作っているところがある。

掃除機のコードひつぱり出す途中にてむなしくなりぬああ生きて何せむ
小池光　『思川の岸辺』

という歌を作ったんだけど、掃除機のコードを引っ張るたびごとに、自分のこの歌を思い出して、〈ああ生きて何せむ〉って、毎回、思う。心の中は言葉の塊だけど、ふだんは自分でもよくわからない。それを歌がクリアなものにしてくれる。短歌を作る意味、とりわけ挽歌を人が作るのは、そういうところにあるんじゃないかな。

永田　〈生きて何せむ〉っていうのは、もう死んでもいいってこと？

小池　死んでもいいっていうか、何だろうな、何のために生きてるのかが、よくわからなくなる。そういう気持ちってあるでしょう、〈生きて何せむ〉。

永田　挽歌とは本当に不思議なものだと思っているんだけど、小池が言ったようなことなんだろうなあ。窪田空穂《くぼたうつぼ》は「なつ」という、二歳の娘を亡くしています。まだ言葉もしゃべれない、自分の感情を表現する術《すべ》がない娘が脳膜炎にかかって二日で亡くなってしまった。空穂は娘の死後、五〇首の連作を詠んでいて、

笑ふより外《ほか》はえ知らぬをさな子のあな笑ふぞよ死なんとしつつ

窪田空穂『鳥声集』

なんていう悲しい歌を詠んだときは、「なんでここまで歌にするのか」と、正直思った。けれど、かわいそうや残念な気持ちだけで作ったのじゃないよね。さっき小池が言った、自分の中にあるもやもやしたものが、歌を作っていく中で、「こういう気持ちだったんだ」とわかることは自分もよく経験するし。言葉にしていくプロセスで、自分の考えに気づく契機はけっこうありますね。そういうことが喜びになってるかもしれないよな。きれいごとすぎるようだけど。

小池の歌にも切ない歌があるね。

うはごとに「パパかはいさう」と言ひたると看護婦さんに後に聞きたり
小池光　『思川の岸辺』

小池　このときは切なかったねえ。

永田　それで思い出したんだけど、近い歌が僕にもあるんだ。

「お父さんを頼みましたよ」わが髪を撫でつつ子らへ遺せし言葉
永田和宏　『夏・二〇一〇』

河野が亡くなる二日、三日前の歌やったかな。本当に最期のころ。河野は最期まで意識がはっきりしていて、うわごとは無かったんだよね。それで僕の頭を撫《な》でながら、そこにいる子どもたちに「お父さんを頼みましたよ、お父さんは寂しい人なんだから、一人にしてはいけませんよ」と言ったんだ。二つの歌には、どちらも妻の言葉として「パパ」と「お父さん」が出てきている。

小池　和子のうわごとの〈パパかはいさう〉についてはね、亡くなったあと病院に挨拶に行ったときに聞いたことなんだ。先生と看護婦さんに「お世話になりました」と挨拶したら、担当の看護婦さんから「うわごとでこう言ってました」と聞かされた。ショックというか、「自分が死んで、ひとりパパを残すのはかわいそうだ」と、思いながら死んでいったというのは、身に染みたね。

永田　それを聞いて、自分の歌を思い出したよ。

遺し逝くはうの辛さをまた思ふ　わが母の場合わが妻の場合

永田和宏『午後の庭』

というのも自分の母親が三歳のときに亡くなってるんだけど、親父から「最後は和宏のことばかり言っていた」と聞いていて。これは勝手な思いだけれど、河野も子どものことよりも僕を残していくことのほうが、一番心配してたという気がするんだなあ。

なぜ生きているときに言えなかったんだろう

永田　それから小池の歌で気になるのが、

ああ和子悪かつたなあところゑに出て部屋の真ん中にわが立ち尽くす

小池光『思川の岸辺』

これは、どういうこと？

小池　いや、考えてみれば妻に悪いことばかりしてきたと思ってね。あれも悪かった、これも悪かったと。なぜあのとき、あんなふうに言ってしまったのか。あんな振る舞いをしたのか――ということが、山のように押し寄せてくるわけ。一つや二つじゃなくてさ。特にうちは私の母と同居してたからね。嫁姑《よめしゅうとめ》問題もあったし、母が認知症になって和子が介護をしていて、彼女がいろんな施設を探してきて手続きをして、全部自分でやってくれて、俺は逃げていた。ほとんど任せっきりで何もしなかったから、あらためて母の介護問題を考えると、「ああ、悪かったなあ」「もっと俺がやらなきゃいけなかったな」「全部、お前にやらせてしまった」とか、もう、いっぱいあるんだよ。永田は、それはないと思うけど。

永田　いやあ、僕もいっぱいあるよ（笑）。

小池　あれも悪かった、これも悪かった、そう思うと体が動かなくなる感じなんだよね。

永田　これも僕にも同じような歌がある。河野が亡くなってから、とにかく「ごめんね」という言葉しか出て来ない時期があった。「ごめんね、ごめんね」って写真に向かってという歌を作ったことがあったよ。

「なぜ、こういうひと言を言ってやれんかったんだろう」とかね。夫婦はわかりあっていると思うから、言葉を使わなくてもいいと思っている。だけど亡くなってしまうと、「あの言葉を言ってやればどんなに喜んだろう」と思うんですよ。
小池真理子さんにも白状したアホみたいな話だけど、河野が亡くなるときに「再婚なんかしないからね」って言ってやろうと思ったの。でもそのときに、「ひょっとしてそんなことも、あるかもしれない」と、チラッと思ったら、そのひと言が言えなくなってしまった。変な責任感というか、空約束みたいなことはできないと思ったら、急に言えなくなった。そんな思いがいっぱいあって。かけてやるべき言葉があまりにもわかり過ぎていると、省略してしまうところがある。

小池　ある、ある。言うのが恥ずかしくなるんだよ。

永田　そう、「今さら何を」と思ってしまう。

小池　「ありがとう」と言うのは恥ずかしいと思って、心の中にはあるんだけど、口が「ありがとう」とは動かない。

永田　歌をやっている人間は、ありきたりの言葉で表現するのが嫌なので、ついつい言わないところがあると思う。けれど言わないと後悔する言葉はあるんだと感じます。今から考えると、「ありがとう」と、それから「きれいだよ」と言ってやりたかった。でもそれが言えなくて（笑）。

まあこれは、歌を作る人間の宿命みたいなものでもあるのだけれど、僕は「死ぬ日まで歌を作っている人間を歌人と呼びたい」と言ってきた。小池も僕もずっと歌人なんだろうと思います。

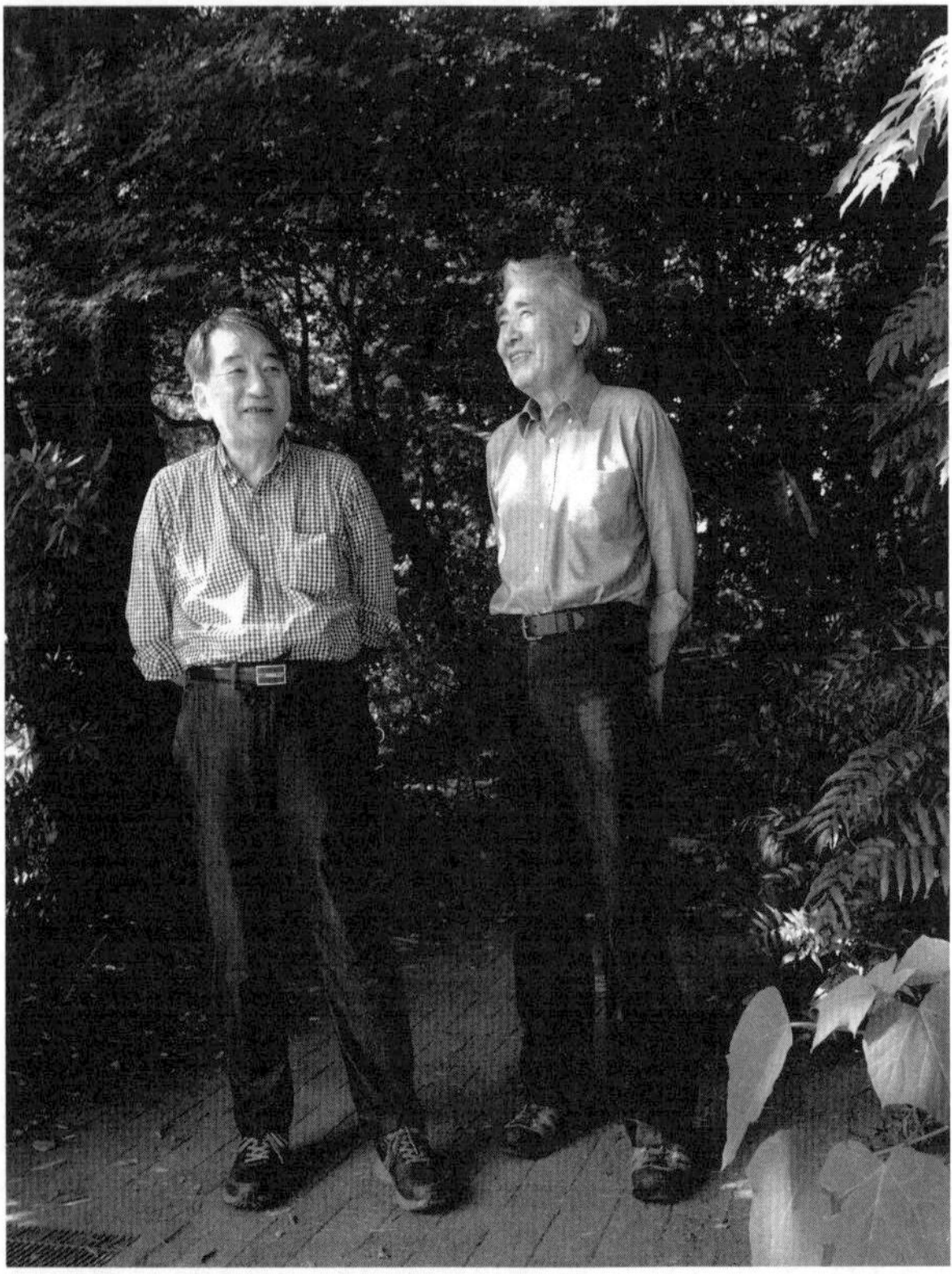

小池光（左）と永田和宏。神保町・錦華公園にて

ありきたりでも寄り添う言葉

徳永進

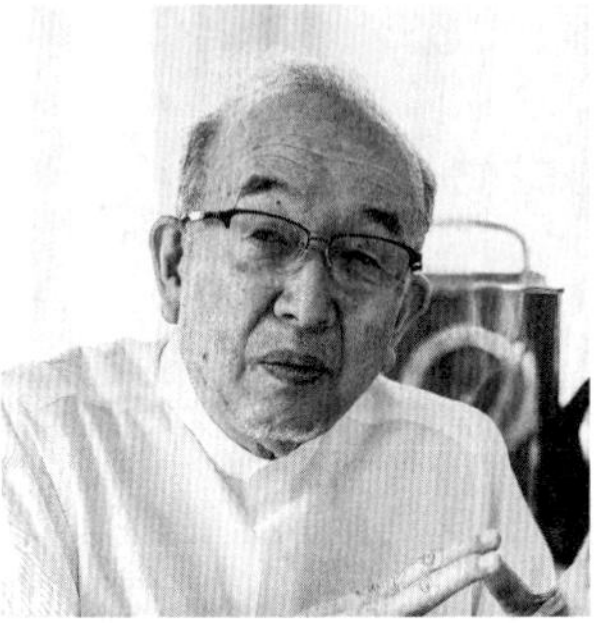

徳永 進／内科医

とくなが・すすむ　内科医。一九四八年、鳥取県生まれ。京都大学医学部卒業。鳥取赤十字病院内科部長を経て、二〇〇一年、鳥取市内にホスピスケアを行う有床診療所「野の花診療所」を開設。一九八二年『死の中の笑み』(ゆみる出版)で講談社ノンフィクション賞受賞。九二年、地域医療への貢献を認められ第一回若月賞を受賞。著書は他に『後悔しない一度きりの「お見送り」』(PHP研究所)など多数。

鳥取市で終末期医療の「野の花診療所」を営む徳永進はこれまでに多くの患者を看取り、遺族に寄り添ってきた。本書最後の対談として、徳永を永田家のリビングに招き、これまでの対談をふまえたうえで、人生の最後の迎え方、遺された者の心について語りあった。

永田　わざわざ京都まで来ていただいて、ありがとうございます。

徳永　いえいえ、今日は懐かしく歩きながらうかがったんですよ。実は昔、学生結婚をしたところに、このあたりで暮らしていたんです。

永田　そうでしたか。お住まいはどちらでしたか。

徳永　岩倉《いわくら》の長谷八幡宮《ながたにはちまんぐう》のそばにあった農家の離れです。今日、通ってきたらまだありました。原付単車で京都市内から戻ると、岩倉のほうが気温が低くて雪も降っていたりしてね。風情が違うな、と思ったものです。

永田　本当に近くに住んでいらしたんですね。市内で雪がほとんど降っていなくても、宝《たから》ヶ池《いけ》に来ると一センチ、三宅《みやけ》八幡あたりで二センチ積もっていて、岩倉では三センチになっています。

徳永　さすが科学者だ。観察眼が違いますね。

永田　当時は岩倉までタクシーは来てくれませんでした。

徳永　そうですか。私はタクシーを使う生活じゃなかったから、知らなかったな。そのころに一番目の子どもが生まれたんですよ。

永田　学生結婚でどうやって生活していたんですか。

徳永　仕送りだけでは生活できないので、「学習塾をやります」と近所にチラシを配ったら、週に何回か長谷町の子どもたちが来てくれて、それで生活費を稼ぎました。

永田　僕も企業に就職して六年間勤めていたんですが、子どもを二人抱えて大学へ戻ってしまった。無給でしたから、当時は塾に勤めました。物理の落ちこぼれだったのに、物理を教えていました（笑）。

徳永　「二本入りのちくわが二円安い」と、わざわざ単車で買い物に行ったり。ああいう生活はよいですね。今はちょっと堕落《だらく》していますが、そんな思い出がこちら（岩倉）にはあります。

なぜ医療の道に進んだのか

永田　徳永さんには河野《かわの》が亡くなったあと講演に呼んでいただいて、その後も声をかけてもらいました。この連載では小池真理子さん、垣添忠生さん、そして長年の友人である小池光――と、伴侶をがんで亡くした方々とお会いしてきました。
対談の最後である今日は、医師として患者やその家族に関わってきた徳永さんに来ていただいて、これまでとは違う視点でのお話をうかがいたいと思っているんです。
そもそも徳永さんはなぜ、ホスピス「野の花診療所」（鳥取市）を開いて、ターミナルケアに取り組もうと考えたんですか？

徳永　高校二年のときに「命の起源」について考えるようになったんです。どうにも気になって、授業をさぼって鳥取大学の講演会に行ったこともありました。そのころは「無」と「有」の二分論で考えていたんですが、抽象的なことはともかく、「今ある生命は死ぬんだなあ」と思った。子どものころに金魚鉢の金魚が死んで浮いていたこと、昆虫たちの死骸や自分でトンボや蝶を殺してしまったことを思い出しました。動いていたものがパッと止まってしまうのは悲しい、寂しいことだな、と。だったら死んでいく人の横に立って、その手を握る仕事をしよう――と、なぜか思ってしまったんです。

永田　それが高校生のときですか。

徳永　高校二年生のときです。「初心」になるんでしょうが、それがターミナルケアに携わろうと思った大きな理由で、五七年も続いているんです。初心は持続するので気をつけなきゃいけないな、と今になって思いますね（笑）。

永田　医学部に入ろうと思ったのも、そこに理由があったんでしょうか。

徳永　それもありますね。他に母親がクリスチャンで「人の役に立つ人間になれ」「シュバイツァー博士になれ」と、うるさいくらい言われたんです。父はアルコール依存症で、大学の日本史の教授でした。そんなこともあって、浪人して医学部に入りました。

鶴見俊輔との出会い

徳永　学生時代の話ですが、永田さんが短歌のサークルで通っていた京都大学の楽友会館《らくゆう》に鶴見俊輔《つるみしゅんすけ》さんのサークル「家の会」がありまして、そこに顔を出していました。

永田　「家の会」、知っています。

徳永　それから下宿の仲間が「フレンズ・インターナショナル・ワーク・キャンプ」というボランティア活動をしていて、参加していました。そのグループのスローガンが三つあって、「人間皆兄弟」「よりよい社会の建設をめざして」、そして「言葉より行動を」。この「言葉より行動を」という言葉が気に入ったんです。大学進学のために鳥取から出てきたら、関西の学生さんはみな難しい本を読んでいて理論家で会話も上手で、自分にはついていけないところがあった。「家の会」では、鶴見さんがきっかけを作って、自分たちで砂を運んで、ブロックを積んで、「ハンセン病回復者社会復帰の家」を建てていましてね。そういうところもあって「言葉より行動を」に惹かれたんです。

でもこの話を鷲田清一《わしだきよかず》先生にしたら、「言葉より行動をということを、言葉で言うんだね」って言われて、それからあんまり言わないようになりました（笑）。

永田　さすが、鷲田先生（笑）。

徳永　あのころは学生運動があって、同じ下宿にもヘルメットをかぶって棍棒《こんぼう》もって帰ってくる人がいましたよ。私が彼に「棍棒で人を叩いたら、血が出たりして痛いんじゃないか」と言ったら、「進君、革命はそんな甘いものではないんだよ」と説教されて。でも私は「叩かれて血が出たら痛いと考えるほうが大事じゃないか」と思ったんですけどね。時々デモには出て、大きな通りを歩くのは面白いんですが、暴力的な時代にはついていけないと考える――そんな経験をしていました。同じ時代に永田さんは、短歌という言葉の世界で過ごしていたわけですね。

永田　僕も「家の会」には何回か行ったことがあります。同志社《どうししゃ》大学の鶴見さんの研究室で「家の会」が開かれていて、先輩に連れられて何回か行きましたね。

徳永　鶴見さんの自宅はこの近くにあって、同じ町内会だったとか。永田さん自身はなにか影響を受けていますか。

永田　いや、私は影響というほどは受けなかったですね。ただ晩年になってから鶴見さんの家に「引っぱり込まれ」たりして（笑）。よく話をさせていただく機会はありました。

河野は、この近くの郵便局へ行くと、よく鶴見さんと顔をあわせると言っていました。河野は鶴見さんを知っていたけれど、話しかけることはなかった。そうしたらある日、「あなた、いつもここへ来て、郵便物を出してるね」と、鶴見さんが話しかけてくれて、そこで「河野裕子です」と名乗ったそうです。

徳永　そうでしたか。私自身は鶴見さんにすごく影響を受けましてね。でも鶴見さんはそういうのを嫌うんです。御自分はとにかく話しているだけで、自分の言うことをわかってほしいとか、そういうことは全然、関係ない人でした。

永田　そうですね。驚くほど、よくしゃべる方で。

徳永　鶴見さんがおっしゃったことで、印象的だった言葉がいくつもあります。たとえば「誤解する権利」と言われたときにはびっくりしました。私は「物事には善悪がある」と思って、高校を出て京都へ来たんです。誤解するなんて悪いことだと思っていたのに、「権利だ」なんて。

それから「悪はある、誰の内にも外にも悪はある」とも、言われた。悪は悪いことだと思っているのに、鶴見さんは「誰の内にも悪はある」と、堂々と言っていた。

最近のものでは「unlearn」、「学びほぐす」という言葉について。アメリカで鶴見さんがヘレン・ケラーに会ったとき、彼女自身の口で「自分自身はたくさん学んだけれど、今、unlearnすることが大事ですね」と言ったのだそうです。「un」は、普通、反対の意味にするときに使いますよね、unfair（アンフェア）とか。でもlearnにつけると、「学ばない」ではなく、「学び直す」とか「学びほぐす」というイメージになる。一枚のセーターがあるとしたら、それをほどいて、もう一度糸になるまでほぐして、その人に合ったように編み直すこと――それが「unlearn」だと言われたときに、言葉のイメージがパッと広がったんです。鶴見さんとはそんな思い出がありますが、永田さんにとってはご近所さんだったんですね。

永田　鶴見さんが河野と私のことを「ご近所の歌人」と言ってくれたのは、嬉しかったですね。本を出されると、家の郵便受けに「ご近所の歌人へ」と表書きを書いて、自分でポンと放り込んでくださっていた。これも嬉しかった。

徳永　鶴見さんは一見、おとなしい人でした。あるとき死について興味があったので、鶴見さんに「死後ってなんですかねえ」と聞いたんですよ。そうしたら、ちょっと黙ったあと「今です」って言ったんです。これはどういうふうにとらえるものでしょう。いまだにその「死後は今です」という言葉が何か一つの指摘みたいな気はしているんですが、自分ではうまく説明できません。

永田　いわゆる「死後」について聞いたんですか？

徳永　死んだあと、死後ですね。「死んだあとは、どんな世界ですか」「死後には何があるんですか」みたいな意味で「死後ってなんでしょう」と聞いたら「死後は今です」って。それは谷川《たにかわ》俊太郎が書いた「宇宙は鼻の先」という言葉に似ているなと思ったんですが。ただ鶴見さんの言う「死後は今です」は、別の意味かもしれません。

「家の会」で鶴見さんが「家族は親しい他人」って言ったのにもまいりました。鳥取あたりでは、家族は大事で他人とは違うと考えていて、自分もそう思っていたのに。鶴見さんにはいろいろなことで、学生のころから目から鱗《うろこ》が落ちることを言われて、常に考えさせられました。

永田　鶴見さんにとっては偉い人かどうかというよりも、「ご近所に誰がいて誰としゃべるか」という世界がとても大事だったみたいですね。

徳永　大事というか、鶴見さんの一つの価値観ですよね。

永田　そうですね。河野が亡くなったときも、「ご近所の歌人」というタイトルで文章を書いてくれました。

徳永　親しみと敬意を込めた使い方でしょうね。今のお話は、岩倉という土地を通して思い出したことです。

治す医者、看取る医者

永田　医者というのは九九パーセントが病気を治したいと考えるもので、人の死を看取ろうというのは医者としては不思議なスタートですよね。医学部に入って、最初から緩和ケアやターミナルケアに関心をもったんですか。

徳永　言われてみると、そうですね。入学したころは一般臨床医としてプライマリーケアをやりたいと思いました。様々な病気が興味深くて、だからこそ最後にある死が大事だという感じかな。

初めて遺体解剖をしたときに緊迫するというか、医者になっていくのだという気持ちになりました。最近でもコロナの患者さんをどうしようか、がんの末期の患者さんの肺炎をどうしようか、など、ジェネラル・フィジシャン（一般開業医）の仕事もしているんですよ。

永田　遺体解剖の話ですが、僕も最初にご遺体を見たときはショックを受けました。その方はメラノーマ（悪性黒色腫）の患者さんだったんですが、身体の中は、心臓以外は全部黒くなっていて、物体として解剖されている感じがしてしまった。死ぬと人は物になってしまうのがショックだったんです。遺体解剖をしておられて、「人間は死ぬと物になる」ということと、「死に対する尊厳をもつ」ということは両立するんでしょうか。

徳永　そうですね。若いころは夜中に亡くなった患者さんの解剖を一人で担当することもありました。淡々と「肝臓はこれ」「腎臓はこれ」と、物として解剖し、確認して、その後に縫うのですが、ご遺体に対する敬意が消えることはないんです。

残酷と慈愛というか、相反する心情が両立するんですね。私が好きなのは、相反するものが両立せざるをえない状況かもしれません。

永田　医学部の解剖とは、医学生に対して「人間はこんなふうにできていて、生命がいかに大事であるか」を教える一方で、「死ぬと人も物質になる」ことを実感させる場でもありますね。そういえば私の研究室の女子大学院生が、実験用のラットに一匹ずつ、ラボのメンバーの名前をつけていました。「今日、永田くんを殺しました」とか報告しにきていましたね（笑）。

徳永　凄くいいですね。私も最初に解剖したご遺体に、お名前をつけました。

永田　名前をつけると、見方や接し方が変わるんですよね。

徳永　固有名詞で呼ぶことは大事です。お子さんがいなくて、患者さんを奥さんが介護しているご夫婦がいましてね。大柄な患者さんで、訪問看護の看護師さんがオムツを替えるのも難しい。ある日、その奥さんが「シゲぽん、わかる？」と言ったんですって。シゲキさんというのが、患者さんのお名前だったんです。「奥さん、今シゲぽん、って呼びました？」と、看護師さんは思わず聞きかえした。そのとき「そうか、この人はシゲぽんなんだ」と思えて、急にいてあげたい、ケアをしてあげたいと思えたというんです。

医療者のスイッチが入るか入らないかって、こんなふうにわずかなことなんですよ。だからなるべくスイッチが入るように、こちらも工夫するんです。患者さんへの触手をイソギンチャクのように増やそうと思ってね。

永田　触手の中でも言葉は大事ですね。

キュアがあることを忘れてはいけない

徳永　はい。話は戻りますが、そんなわけで最初からターミナルケアには関心がありましたが、もう一つ「カントリー・ドクター」でありたいと思っていました。ユージン・スミスがシュバイツァーを写した写真があって、「母親が言っていた、シュバイツァーの写真か」と思って見ていたら、写真集の後のページに一九四八年だったかな、アメリカ・コロラド州のセリアーニという開業医を撮った写真が載っていました。雨に濡れて往診したり、骨折したりした患者が来れば自分でレントゲンを撮り、子どももお年寄りも診る。診察の合間に疲れてコーヒーを飲んでいる写真もある。それを見て「これだ」と思ったんです。自分は田舎医者でいい。カントリー・ドクターが緩和ケアをするというのかな。

永田　カントリー・ドクターかあ、なるほどね。徳永さんの本を読んでいると、病気を診るというより、患者さん、その人と付きあっていますね。医者は一つの病気を治すものだと我々は思っているけれど、最後まで患者さんに付きあっていると、いろいろな症状が現れてくる。そのすべてに徳永さんは対応しておられます。今、「カントリー・ドクター」

と聞いて、非常に納得しました。

徳永　と言いながら、自分では力不足を感じますけれどね。

　こうして、河野裕子さんも暮らしていらした場所でお話ししていると、心が洗われるというか、自分の出発点についてあらためて考えます。年もとってきましたしね、堕落してくるんですよ。

　ターミナルケアというと、痛みを緩和することだと思われますが、実際にはがんの末期に脳卒中をおこされる方がいたり、発熱や下血、入れ子式に症状が出てくる方もいたりする。本当の末期に抗生剤が必要になるとか、胸水や腹水を取る治療行為が入ることもあります。現場に入ると、治療の様相も変わるんですね。だから私は「ターミナルキュア」と名付けました。ケア（世話）ではなくキュア（治療）があることを忘れてはいけません。ターミナルケアと言っても、最後の最後までカントリー・ドクター的な一般医の治療はついてくる。治療なしに手だけ握って、痛みをとって、「緩和ケアだ」とはならないのが面白いところなんです。試されているというかね。

永田　先ほども話しておられたけれど、患者としては全面的に医者を信頼して、すべてを任せたいんです。そうして医者も自分のすべてをかけて対等に付きあう——徳永さんの文章を読んでいると、その覚悟が伝わってきます。

　そのうえで聞きにくいことを聞きますが、そうした患者さんを、いわばパラレルに何人も抱えるわけでしょう。

　家族としてはうちの患者に集中してほしいと思っていても、カルテやコンピュータの画面だけを見て、患者とは付きあわない医者もたくさん出てきます。それは必然でもあるんですが、そのあたりのこと、患者さんやその家族との問題はどう考えておられますか。

徳永　きつい質問ですね。医者が患者さんを失望させるもっとも簡単な方法は、多忙になることなんです。ABCDと患者さんがいらして、同時に対応しなくてはいけないとき、Aの患者さんも必死なんだけど、まだ死から遠いと思うと「ごめんね、明日に」と言って、今日、亡くなるかもしれないDさんのほうに走ることもある。Aさんからしてみたらひどい医者です。「トリアージ」という言い方がありますが、そんな失礼をしないと臨床の現場が動かないことがある。忙しさが医者から信頼を失わせます。

　でも少しだけ心に余裕があれば、Aさんに「診ることができない」と伝えるときに、「今忙しいから行けないんだ」ではなく、「どう、熱は？　ああ、それなら大丈夫だから、明日にするね」と言うことができる。そういうやりとりがあれば、患者さんの気持ちは救われるんですね。おっしゃるようにパラレルに患者さんそれぞれに付きあえればいいけれど、できたらお化けですよ。

でも文章だと「患者に寄り添う医療と看護」とか、きれいに書いてあったりする。私なんか寄り添えないし、寄り添う余裕がないんです。ちょっとのあいだ「いる」ことはできるけど、「パッと逃げる。たまに寄り添う」くらいじゃないですかね。だから「寄り添う」という言葉に、もの凄く抵抗がある一人なんです。理由は現場にそんな余裕がないのに、みんなが絶賛して、挙げ句の果てに政治家までが使い出したからです。だいたい言葉は政治家に届いたら堕落するというのが私の持論で。「丁寧な説明」とかね。

永田　いやもう本当にそのとおりで、「寄り添う」って言葉、今は一番使いたくないような言葉になってしまった。

徳永　永田さんも「地球に優しく」という言葉が多用されているのを批判的に書いていましたね。私も同感で、耳触りがよくて広がる言葉はみんな要注意なんですよ。「寄り添う」も、「たまに」「できたら」「なんちゃって」とか、つけるならわかるんですが。尊い言葉として作り上げるときは警戒しないと。だって国が何かするときにはまず言葉をプロパガンダに使うわけだから、言葉は怖いですよ。

永田　言葉の怖さって、そのとおりです。言葉って本当は一回使ったら、もうおしまいなんです。我々のほうでは「もみじのような手」と歌に詠んだら、もうだめです。でも最初に「もみじのような手」と言った人は凄いんですよ。言葉は二回目から古びるという宿命をもっているので。

徳永　と言いながら、これまでの三回の連載（小池真理子、垣添忠生、小池光）を読んでいると、そこで語られている言葉が、医療の現場で同じような状況を抱えている人の助けになるな——とも思ったんです。伴侶を亡くされた三人の方の言葉が、まさに寄り添ってくれると、とても励まされます。だから永田さんも「寄り添う」という表現を許しているんだろうな、と思っていたんです。

最後を過ごす場所

永田　徳永さんは亡くなる現場にずっと付きあってこられましたが、最後にどういう言葉をかければよいのでしょう。「さよなら」や「よう世話になったな」といったことを鳥取の方言で言ってはどうか——と提案したことを書いていらっしゃいますね。最後に何を言うのかは、家族にとってても大切なことで、けれど思えば思うほど言えなくなることがある。

徳永　永田さんもそうでしたか。

永田　僕もそうですね。何も言わなかったですけれど、作った歌を読んでくれているから言わなくていいだろうと思っていたし、河野もそれらしいことは何も言わなかったですね。

徳永　河野さんは、どこに座っておられたの？

永田　（ダイニングテーブルを指さしながら）あそこが河野の席でした。一番向こう、河野の斜め左が僕の席で、それは変わらなかったですね。

徳永　ああ、良い現場に来させていただきました。永田さんの本を読むと、介護って本当にたいへんでしたね。最後の言葉については、私の中でもこだわったり忘れたり、あるいは自分が堕落していることもあるので、あまりきれいごとは言えないという現実があるんです。さっきの「シゲぽん」や「もみじのような手」と同じで、一回目の言葉かどうか、現場にいるとわかります。初めての言葉は新鮮な感じがしますね。最後のときに「世話になったな」とか「こらえてよ」とか、いろいろありますが、「ありがとう」は患者さんも家族もとても言いやすい。今後もずっと消えずに残ると思いますね。

永田　女房とのことじゃないんですが、僕は自分の先生に対して、その「ありがとう」がついに言えなかったんですよ。

徳永　市川康夫先生ですね。はい、知っています。

永田　本（『歌に私は泣くだらう』〈新潮文庫〉）を読んでくださったんですね。

徳永　読んでいますとも。市川先生との話は、特に大事なところでした。

永田　読んでない読者もあると思うので、あらためてお話ししますが、河野裕子に乳がんが見つかって、手術をした同じ年（二〇〇〇年）に、私はサイエンスの師とも言うべき市川康夫先生を膵臓《すいぞう》がんで喪《うしな》いました。市川さんは――そう呼んでいたので、ここからは先生ではなく「さん」としますが――京都大学結核《けっかく》胸部疾患研究所（当時）の教授で、がんの研究者として学会でもよく知られた学者でした。京大卒業後、僕が森永乳業中央研究所で働いていたとき、休暇を利用しては京大のウイルス研究所（当時）を訪ねて、市川さんに研究の相談をしていたんです。企業にいながらサイエンスを本気でやりたいと思っている、奇特な若者だと思われたのでしょうか。市川さんは今考えると冷や汗ものの幼いデータにも目を通し、一緒に考えてくださった。企業にいながら、五年ほどのあいだに、二つの論文を国際誌に出せたのは、市川さんの期待に応えようと頑張った結果だったのかもしれません。

その、本当に世話になった市川さんが亡くなる前日に、京都岩倉にある洛陽《らくよう》病院に見舞いに行ったんです。まったくの偶然ですが、ただもう長くはないと思っていたので、今日こそはひと言「ありがとうございました」と言おうと思って行ったんですけれど、ついに言えなかったんですね。

なぜかというと「ありがとう」と言ったら、「これでお別れですね」と伝えるのと同じではないか、と思ってしまったから。そしてもう一つ先ほどの「もみじのような手」と同じで、「ありがとう」という言葉が、あまりにもありきたりで、薄っぺらな言葉に思えてきたんです。

徳永 永田さん、それは誤解ですよ。

永田 うーん。

徳永 もちろん「誤解する権利はある」。

永田 いやあ、僕らは歌を作っていると、ありきたりの言葉で自分の思いを言うのはまずいと考える癖があるんです。市川さんの病室には一時間ぐらいいたんですが、本当に「ありがとう」が言えなくて、最後お茶を飲ませたんですが……。

徳永 市川さんが「吸い飲みを取ってくれ」と言った、というくだりですね。

市川さんが「吸呑とってくれへんか」と言われたのを幸いに、茶を飲ませ、「また、来ます」と強いて平静を装って、廊下へ出たのだった。その時、病室から突然市川さんの声が聞こえた。驚くほど大きな声だった。「永田君、ありがとう」。

叫んだというに近い声でもあった。何ということだ、私が言うべき言葉を市川さんに言われてしまった。市川さんも、二人で居るあいだ、必死にそのひと言を言うべきタイミングを探っておられたのだろう。そして、私と同じようにとうとうそのひと言が面と向かっては言えなかったのだ。

「ありがとうございました」。私も廊下から叫んだのだったが、こみあげてくる嗚咽のほうが強くて、それは声として市川さんに届いたかどうか。

これから死のうとしている人。その人への感謝の気持ちを伝えるということがこれほどむずかしいものであるとは。（『歌に私は泣くだらう』新潮文庫）

この場面はすごいですね。素晴らしいです。「言えない言葉」が大事なんです。どうしても言えない言葉というのが。永田さんはそのときに泣きましたか？

永田　「ありがとうございます」って、自分では言ったつもりなんですが、もう嗚咽《おえつ》のほうがすごくてね。廊下で声にならなかったですね。

徳永　素晴らしいです。永田さんの本当の姿が見えますね。ちょっと話は違うんですが、「言えなかった」「言葉がない」というのは、野の花診療所がある鳥取でもよく聞くんですよ。多いんです。最後にお別れするとき、お水やお酒、何か、その人が好きだったものをあげます。そのときに「何かひと言、言ってあげてください」と、看護師さんたちがうながすんですが、急に言われてもご家族は――鳥取の人は特にという気もしますが、言葉がないんです。

「よく頑張ったよ」とか「向こうで、また会おう」なんて言える人もいますが、ではどうすればいいかと言うと、いろいろ見せてもらってきて、今の私は「なんでもいい」という感じなんです。前は「こう言ってあげたほうがいい」とか、最後に「ありがとう」と言ったほうがいいなどと、思っていたこともあったんです。でも今は「言えたら言う」「言えないことは言えない」と思うようになって、「無言」というのもいいんですね。

アメリカの教科書では最後の言葉が五つと紹介してあるんです。「ありがとう・ごめんなさい・許します・愛しています・さようなら」から選びましょうと書かれています。まるで『死ぬ瞬間』（中公文庫）を書いた、エリザベス・キューブラー・ロス（アメリカの精神科の女性医師）さんのいう、「死の受容のプロセス」みたいです。キューブラー・ロスは「死を受容するには五段階ある」と言いました。「否認・怒り・取引・抑鬱《うつ》・受容」という段階をたどるというのです。

永田　キューブラー・ロスの本は日本でもよく読まれていますね。

徳永　以前は「鳥取の人は受容しないな。鬱にはなるけれど、怒ることはないな」と、そんなふうに思っていました。最後の五つの言葉の中でも、特に鳥取の人は「愛しています」と口にすることはあまりない。唇が愛という言葉を発声するのに慣れていない人が多いです。

でも見ていると、何か伝わってくるものがある。永田さんが「先生、ありがとう」と、言いたいのに言えなかった。「言葉がなかった」という場面と同じです。実は今日、こちらに来るあいだに「言葉以前」という状態について考えていたんです。人と人の営み、特に病気を抱えたり病んだり、あるいは死の前を生きている人には、「言葉以前」のものが出てくる空間があると感じることがあります。

永田　つまり「言葉を発したい」という、その状態にこそ、一番伝えたい何かがあるのではないか、と。

徳永　はい、そうです。永田さんにぜひ聞いていただきたい話があるんです。『スピリチュアルケア』を特集にした雑誌で読んだのですが、ある日本人の女性が心理学を学びにアメリカへ留学したときの話です。英語で会話もできるようになったころ、男性が心筋梗塞で倒れて救急室に運ばれてきて、そのまま亡くなってしまった。やってきた奥さんは混乱していますから、心理療法士が必要だというので、彼女が呼ばれた。英語で「こういう理由で、心臓の血管が詰まって」と説明したけれど、奥さんは身動きもしない。

しばらく経ってからその人が「あなたの母国語で話して」と、言ったそうなんです。必死に英語を勉強してきたのにと思いながら母国語の日本語で話したら、彼女は急に泣き崩れて、夫に起こった出来事を心に入れられた――と書いてありました。

流暢《りゅうちょう》な英語で説明したときは無反応なのに、わかるはずがない日本語で話したときに、何かが伝わったというのは、心に残りました。言葉というのは、聞いて頭で理解するのではなく、意味としてはわからない「音」であっても、その人が母国語で何か一所懸命にしゃべってくれていると、「この人は、私たちのことを思っている」と伝わる。音の高さ低さであるとか流れで、気配を感じるのならば、大切なのは言葉ではない。音こそが夫を亡くした彼女に届くものだったわけです。

言えなかった言葉や意味が理解できない言葉であっても、伝わるものがある。それはすごく大事な見方だと思います。

永田　本当にそう思いますね。市川さんに対してもあのとき僕が「ありがとうございました」と言えて、市川さんも「ありがとう」と返していたら、心に残る別れにはならなかったでしょう。お互いに言えずにいて、最後に叫びに近い市川さんの言葉があったからこそ、あの「ありがとう」が初めて意味をもったと思います。

今、徳永さんが話されたように、「言いたい」とお互いに思っている「言葉以前の言葉」があって、そのうえでわかりあえたときが一番いい別れなのかもしれませんね。

徳永　そうですね。

永田　そんな気がします。

徳永　ただ、そう言いながらも、永田さんは小池光さんとの対談では、河野さんに「ありきたりの言葉ぐらいかけてあげたらよかった」と、語っています。その「ありきたり」がキーワードです。ありきたりがいいんですよね。「ありきたりの言葉が短歌よりも価値として下だということはない」と、永田さんは書いておられる。「きれいだよ」とか、アメリカ人の夫婦だったら言うでしょうね、「今日も愛してる」「Oh, Beautiful」「君は世界一だ」

「あなたもよ」とか、日本人からすると「ほんまかいな」と思う言葉を言っている。でも日本人は家族であまり言わないでしょう。そして永田さんはありきたりの言葉をめぐって泣いている。

たわいもない言葉が生活を支えているところに、死あるいはがんというたいへんなこと、非日常がポンと入ってくる。すると誰でもそちらに引っ張られますし、穏やかさを失います。「ありきたり」で「ありふれた」、「たあいもない」言葉だから届くんですよ。考えてみると日常こそ、ありきたりとありふれたものであってほしい。そのほうが豊かというか自然なのに、どうしても失ってしまうんですね。たいへんなことが起こると。

永田　たしかにおっしゃるとおりかもしれません。これが最後といった場面で、その場面に負けてしまうから、何か「ありきたり」でない言葉を求めようとするのかもしれません。本当に大切なことは、これまでの日常そのままの言葉で別れを言えてこそ、心に違和感なく届く言葉になるのかもしれませんね。いいお話をいただきました。

家は「解放区」になる

永田　どこで死を迎えるかは凄く大事ですね。うちも最後はターミナルケアの病院に入ろうかと言っていたんですが、自分たちの家、その日常の中に置いておきたくなりました。もちろん、そうはできない家族もあるでしょうが、僕は在宅で良かったと思っています。病院だと日常会話ができないんです。なにげないふだんの会話をするのが難しい。

徳永　お二人はなんでも話しあったと書いていますね。凄いご夫婦ですよ。在宅医療ができる人、できない人と事情がありますが、自分の家のなにがいいって、家は「解放区」なんです。特別室は日本の緩和ケア病棟にもありますが、自分たちの思い出は病室にはないし、ペットや子どもたちの声もない。在宅医療ができれば、今は吸引器も在宅酸素もありますから、パッと病室ができるんです。できないのは手術と放射線治療くらい。それに家だとやりとりする言葉が違います。

永田　そうですね。病室はやはり非日常で、話す言葉に、日常が寄り添えないんですよ。

徳永　なのでバックアップしている医療チーム――先ほど話したような、イソギンチャクのような感受性をもった――があれば、堂々と家に帰ってもらって、とてもいい手作りの解放区ができます。自宅なら部屋代がかからないし、もう一つ、ちょっと失礼な言い方ですけど、放屁《ほうひ》する自由がある。下品だからやめろと言われるけど、「屁《へ》こく自由」と僕は言う。だから言葉が違ってきます。

病院だと「今日は痛みは大丈夫です。はい、頑張ってます」といったやりとりになります。それってどこかに力が入っていて、自然な会話ではないんです。家だと「ちょっとお父さん、はよしてよ」とか、言葉の質が全然、違う。家のほうが痛みがグッとやわらぐし、食べられなかったものが食べられることがあったり、いろいろなことが不思議に変わってくる。きっと近代医療が作ってきたものをよしとする「近代の死」と、もう一つは「原始の死」があって、昔からみんな苦闘しながら「死」をやり遂げてきたんですね。

ところが近年は、私たち医療者が「近代の死」がよいものだと押し付けてきたので、「原始の死」はもうないかのように思うんですが、死は根本的に原始のものなんです。原始の死を迎えるためにはどんな家でもいいので、自分が束縛されない空間で過ごすこと。解放区の凄さは、言葉の変化、それが証拠として示せます。

永田　そうですね。日常の場が自分の最後の場であってほしいと、僕も思いますね。

徳永　仲間の女性の看護師さんが末期がんになったとき、最後に在宅を望んだんです。そのときまだ子どもが高校生、中学生だったので、朝、動けるときはお弁当を作って、出かけるときに「いってらっしゃい」、戻ったら「おかえり」と、一人に言いたい——と。「だから家がいいです」と言うのでOKしました。そういうところが在宅のありがたいところですね。

永田　家族の死を自分たちが引き受けられるかどうか。死、家族の死、伴侶の死を自分で納得できるのは、自宅で看取るからじゃないか、という気はしました。

徳永　今や先生のような家族って、珍しいんですよ。もちろん家族で葛藤があったことはエッセイにも歌の中にも出てきますが、それでも素晴らしい家族です。最後に奥さんと激しく言いあったときに、息子の淳さんに抱きついて初めて泣いた――とあるでしょう。そういうことが自然にできる家族は多くはない。普通は押し殺したり出さない心の奥にあるものも、永田さんの家族は皆が出しあっておられますね。

ですから『たとへば君』（文春文庫）や『歌に私は泣くだらう』などの微妙、微細に表現されてる文章は貴重な一つの証言というか、記録なんです。私たち臨床家にとって、ものすごく参考になるんですよ。ただきれいに「お互いに愛しあって終わった」ではなく、波乱がありますでしょう。あれが普通は出せないんです。そこを表現なさっているのが稀有《けう》なんです。

あるとき、遂に私が爆発したことがあった。あとにも先にもたった一度だけのことである。

河野の異常な昂奮が一カ月以上も続き、何をどう言ってもその怒りは収まらなかった。夜毎、いつまでも繰り返される理不尽な（と感じた）罵倒の言葉につきあって、私自身もへとへとになっていた。

その夜も、淳に来てもらっていた。リビングの大きなテーブルの向うで、河野が朦朧としながら、いつもと同じような責め言葉を繰り返していた。反論をしようものならいっそう火を煽るだけなので、ひたすら聞いているばかりである。

その時、どのくらい時間が経っていたのだろう。何か私のなかに、得体の知れない凶暴な力が溢れだそうとしているのが自分でもありありとわかった。そんな経験はそれまでにも、それ以降にも遂になかったものである。なんだかわからないが、うおーっと叫びだしたくなるような、自分でも制御できない凶暴な思いであった。

（中略）

あっと思ったときには、自分が座っていた重い椅子を両手で頭の上に持ちあげていた。さっきからずっと罵り続けている河野のほうへ投げようとしたことをかすかに覚えている。しかし、その瞬間に反対に方向を変えて、テレビの画面に投げつけたのだから、完全な自己喪失ではなかったのだろう。

（中略）

次には花瓶をテーブルに投げつけ、別の椅子を投げた。（中略）淳が羽交い締めで止めなければ、部屋中のものを投げていただろうか。

何かわからない言葉を喚いていた。リビングから廊下を走り、トイレの木のドアを蹴破った。トイレに何かを投げ込んだ。再び淳が来て、後ろから止めてくれた。

その淳の肩にすがって、大声で泣いた。後にも先にも淳にすがってなどということはなかったが、その時は、淳の肩にすがって、身も世もあらずいつまでもいつまでも泣いた。トイレの前の廊下の真ん中で、淳はいつまでも私に肩を貸していてくれた。何も言わなかった。

どのくらい時間が経ったのだろう。何か甘美な幸せな匂いのようなものに包まれている自分を感じていた。息子のまえで、こんなに自分をさらけ出したことはない。こんなに自分の弱さを見せたことも、こんなに取り乱した姿を見せたこともない。しかし、自分はいまこうして息子にすがって泣いている。そのことがとても安らかで、誇らしい気分だった。不思議な感情だった。怒りが次第に収まっていくのを感じていた。

（『歌に私は泣くだらう』新潮文庫）

永田　事実そのままを書きすぎていて、消え入りたいような気分ですが、河野が一所懸命に生きていたので、そのことだけは残したいと思っていました。彼女は生きたかったし、歌を作りたかった。歌を作り残せなくなることが最大の悔しさだったのかもしれません。

わたくしはわたくしの歌のために生きたかり作れる筈の歌が疼きて呻く

河野裕子　『蟬声』

それだけを願って、生きることを阻《はば》もうとする病気、がんに向きあおうとしていた。それにも拘《かか》わらずどんどん病状は進行して、そんな思いすら家族と共有できなくなったのが、彼女にとって一番大きな問題になっていったんです。

そう思うと家族の立ち位置はどこにあるんでしょうね。死に向かう患者さんの家族も悩んでいて、「家族も患者の一人だ」と、徳永さんはおっしゃっていますが。

徳永　それは私が言った言葉ではなくて、「そのように思え」と、私も言われたんです。

そのとおりだなと思いました。

死が腑《ふ》に落ちる

永田　患者の家族をどう扱うか、どう癒《い》やすかというのも、とても大きな問題ですよね。

徳永　そうですよ。永田さんとご家族はよくなさったと思います。

患者さんにお会いしたときに、私たちは「ジェノグラム（家族図、親族関係図）」を書くんです。「何人兄弟で、誰がいつ亡くなって、子どもや孫たちはこうだ」というふうに。「ジェノグラムがどれだけ書けるかで、ターミナルケア／緩和ケアの勝負は決まる」と、教えられました。

そのジェノグラムが、私が医者になったころと今では、ずいぶん変わってきました。私たちのどこかに、正しい家族像を求めてきた歴史があるんだけれど、四七年ぐらい経ってみると、今やジェノグラムは大きく変形してきたなという印象があります。離婚や再婚があったりして、「おじいちゃんおばあちゃんに孫がいて」という理想の家族のようなものは、とっくにないんです。家族だからすんなりと助けあうものではなくなっています。

家族に連絡しても、「そちらでよろしく頼みます」と言われることもあるけれど、「それはそれでOK」と、こちらは思わないといけないんですね。私がそう思う理由の一つは「家族は親しい他人」という、鶴見さんから聞いた定義があるからで、「それで結構ですよ」と思ったりもします。

特にここ数年はコロナがあるので、会いたくても家族も来れなくて、電話で話すだけということもあります。コロナは人と人のコミュニケーションに距離を与えて、家族愛も今までない形になっています。そう言いながらも、条件を守ってもらえたら、うちのような有床診療所ならば、面会は総合病院よりできるんですね。総合病院から野の花診療所に来た患者さんに理由を聞くと、「いい先生だから」ではなくて、「面会ができるから」って（笑）。これは大事なことで、たとえ家族同士に距離ができたと思っていても、どこかに地下水のように、「会いたい」とか「握手したい」という気持ちがあるんですね。

日本で家族愛はいろいろな理由で表に出にくくなってはいますが、まだ地下水のように流れているものがある――と私は感じています。永田さんの御家族は特別ですが、なぜここまで豊かにできたんでしょうか。

永田　喧嘩《けんか》ばかりしてたからじゃないですか（笑）。

徳永　「愛」と言うのは恥ずかしいかもしれませんね。「悲しい」という字がありますが、

「愛しい」と書いて「かなしい」とも読みます。どういう違いがあるんでしょう。

永田　自分の気分のときが「愛しい」だという気がしますね。「かなしい」が「悲」の場合は、事柄が悲しい。だけど「愛」を書いたときは相手が愛《いと》しくて、かなしくなるくらい、相手を愛しく思ってしまうというときの自分の気分じゃないでしょうか。

徳永　そうですか。「愛」をかなしいとも読めるのがすごいなと思ったんです。話が飛びますが、「家族はもう一人の患者」であると同時に、私たち医療従事者にとってはタッグを組む相手でもあります。私たちはよく「家族とタッグが組める」と言うんですよ。患者さんの御家族と気持ちが通じると、治療の流れがうまくいくんですが、どこかで不信が入ると、こちらも身構えたりして言葉も凍ってしまう。

どうであっても患者さんの死はやってくるんですが、納得した経過になりにくいんですね。「死が腑《ふ》に落ちる」ことを、家族と一緒に目指すんですが、いつもそこにたどり着けるわけではない……。

永田　家族が患者の死を納得できるのは、自宅で治療して亡くなったときじゃないでしょうか。家族が亡くなってからの納得感がすごく違うと僕自身は思いました。

病院で面倒をみてもらって、自分たちは時おり見舞いに行くのではなく、「その死を自分たちが引き受ける」と決意するのが、在宅医療ではないか、と思うんです。実際に引き受けられたかどうかは、またあとの話として。

徳永　そうですね。

永田　河野の最後、娘は当時、大学での研究を二、三カ月休んでくれました。そのころ、僕は新しい大学へ学部長として赴任したばかりで、一番忙しいときでした。娘がいてくれなかったら自分では面倒みられなかったと思います。

たいへんでしたが、どこかで「自分たちは最後まで付きあったんだ」という安心感があって、すべて病院にまかせていたら、なかなか得られなかった思いでしょう。コロナ禍で家族を亡くした人が、すごくつらいだろうと思うのは、死に目に会えず、触れることもなく、骨になって帰ってくる。それでは「亡くなった人を送った」という実感がないままに別れることになるのではないか。湯灌《ゆかん》をして、通夜をして、葬式をしてという一連の行事は、死者のためであるというよりは、残された家族がその死を受け入れるための儀式という意味がより強いのではないかと思うんですね。

患者が亡くなったあとのケアも大事です。徳永さんの本を読んでいると、亡くなってから御家族を訪ねていますね。すごくありがたいことだろうなあ、と思います。

徳永　こちら（医療者）にしても、コロナ禍に手で触れることができないのは、全然違います。ゴム手袋をつけていてはね。

命の時間

永田　家族へのケアで言うと、がんの場合は「引き算の時間」だと思います。家族が余命を知っていて、どうやって過ごすのかを考えられるのは大事じゃないか、と。一方で、患者さん本人に伝えるかどうかは、非常に難しい問題ですね。徳永さんはどう判断していますか？

徳永　病名告知も余命告知も「知る権利」があると最近は言いますが、聞いてガクッとなる人も多いんです。ジャーナリストの千葉敦子さんのように、本人が病名も余命も知って生きる——そういう人は立派だと思っていたんですが、日本全体では告知については遅れていました。

今はどう思ってるかというと、自然にまかせる、神のみが知るという感じですね。そもそも余命って言いにくいんですよ。医療界では「日にち単位、週単位、月単位、年単位というような漠然とした言い方で伝えましょう」としているんですが、だいたい実際とは違うんです。患者さんによってまったく違ってきます。時に決心してもらうこともあるんですが、では具体的な基準があるかというと、ないですね。直接、聞いてこられる患者さんには「桜でしょうかね」「お盆までには」とか、季節について言いますね。

永田　聞いてくる患者さんもいるんですね。

徳永　はい。桜はとてもありがたくて、二月から咲く桜もあるし、青森県弘前《ひろさき》の桜は五月だし、なるべくそういうパチッと決まらない言葉を言ったりしますね。日本だと桜の次の季節に使える花がないんです。あと三つぐらいあると、四季の国だから、自然を感じてもらえるのがありがたいな、と、個人的には思っています。

あるとき桜より長いなという人について「サルスベリのころでしょうか」と、その奥さんに言ったことがあるんです。私は忘れていたんですが、患者さんが亡くなったあと奥さんを訪ねたら、帰り際に玄関で、「先生、サルスベリが当たりました」と言われて。季節の花って、意外と「いつ咲くか」が厳密ではないので、その曖昧さがいいんです。

「一カ月以内です」というように数字で言うのは、社長さんで相続者がいる人の場合にはいいかもしれません。「覚悟されたほうがいいし、いろいろ決めてください」と伝えたほうがよいこともあるでしょう。そんな事情も人それぞれで、いろいろな場面があるので、こちらに一貫したポリシーがなくなります。

永田　そういう世界だと思います。患者さんが余命を聞かない場合には、医者からは言わないということですか。

徳永　そうです。ボヤーッとしてるんです。ちょうど今、入院している方がいて——今日もこれから戻って、その人に間にあえばありがたいと思っているんですが——その方は「もう深く眠りたいです」と言うんですよ。「死」という言葉を使いません。

その人は滋賀でどら焼きを専門に作っているところにずっと勤めてきた人なんですが、一人だし、鳥取で最後を迎えたいというので来られた。私は「滋賀から来るのはいいんだけど、亡くなったときに遺体で滋賀に帰りますか。それとも骨にして帰りますか」と、聞くわけ。すると「骨でお願いします」って、ズバズバと話すわけですね。

その話が済んだあと「滋賀のどら焼きというと、『たねや』のがおいしいけれど、どうですか?」と聞いたら、「うちのほうがおいしいです」って答えて。「じゃあ勝負だな」と言ったら、本当に両方もってこられたんです。どらやきはどちらもおいしかったので、そんな話をしながら「骨になって帰るんですね」みたいなことまで話せる人もいらっしゃる。

悲しみにどう向きあうか

徳永　人が亡くなったあとの家族の悲しみをどうしたらよいのかも、大きな問題です。「グリーフケア」と呼ばれていますが、先生はどうやって、今、ここまで来たのでしょうか。

永田　河野が亡くなって一二年ですが、実は今年になって初めて墓を作ったんです。

徳永　知ってます、知ってます。

永田　法然院《ほうねんいん》に納骨するとき、貫主の梶田真章《しんしょう》さんにお経をあげてもらって、初めて手をあわせたんです。無意識の抵抗だったのか、僕、河野が亡くなってから一度も手をあわせたことがなくて。わりと大きな偲《しの》ぶ会を開いていただいて、皆さんがそれぞれ手をあわせておられた中でも、自分だけはどうしてもできなかった。家に写真は飾ってあって、花を替えたり、線香をあげるんだけど、意地を張っていた気がするんです。

徳永　死を認めないということ？

永田　認めない、認めたくないという。でも一方で河野が亡くなったあとに本をたくさん出して、その忙しさが自分を支えていたと今は思います。あの忙しい時間がなかったら、自分は耐えられなかったかもわからんと思って。それなのに河野の死を認めたくなかったんですが、今回、まったく意識しないで不意に手をあわせちゃったんですよね。ああ、お経の力は凄いな、と思いました。

徳永 お経の力でしょうか。場の力かなあ。

永田 うーん、なんでしょうかねえ。

徳永 永田さんにこんな歌がありますよね。

女々《めめ》しいか それでもいいが石の下にきみを閉じこめるなんてできない

永田和宏『夏・二〇一〇』

でも、納骨したせいか、お経の力か、心境の変化が自然に起こったんですね。

永田 そのときは本当にそうでしたね。手をあわせていたことに、あとで気がついたんですよ。もう一つ、梶田さんに笑われたんですが、河野の骨を分骨したんです。大きい壺と小さい壺に分けて、お墓には小さなほうの骨壺を置いたんですが、「えっ、そちらですか」って。「普通は家に小さい壺をもって帰って、大きいほうを墓に入れるんです」と言われて、「そうなのか」と思ったんですけれど。

徳永　骨壺の大小の差には意味があったんですか。

永田　僕は当然、お墓には小さいほうを入れると、頭から思い込んでいたんです。大きなほうはまだこちらにあって、僕が死んだら一緒に入れてもらおうと思っています。

徳永　そうでしたか。先ほどの〈きみを閉じこめるなんてできない〉の歌から心境の変化があったんですね。

さっき、「ありきたりと思う言葉が言えなかった」という話のところで言いそびれたんですが、家で過ごすことのよさは言葉もそうですが、「音」があることです。このあいだ、もう末期で黄疸《おうだん》が出て寝ている患者さんを訪ねたら、台所から大根おろしを作る音が聞こえてきました。患者さんの意識は昏睡に近い状態だったんだけど、そういう生活の音は耳に入っていると思います。

それから、あるときは家でおじいちゃんが寝ているところへ、外で豆腐屋の売り声が近所を回っていくのが聞こえた。お茶屋さんをやっている家では「番茶をください」というお客さんの声が聞こえるわけです。これは入院しているともてない経験で、言葉ではないですが、「音たち」が豊かにあります。

最後のときにその人をホッとさせるのは、決められた言葉ではなかったりするんですね。

患者さんにとっては五感のすべてが大事なんです。耳から入る言葉だけでなく、周りの人の仕草や表情も重要です。死を迎えるであろう人も目で雲の流れを見たりしますし、さっき言ったように聴覚で様々な音を聞いています。台所から料理の匂いがすると、ホッとできるし、「体をふいてあげる」と触られると「気持ちいいな」と思えます。耳で聞く言葉で反応する脳の部分と違う感覚のものたちがあって、それで全体を包むのだと感じます。

永田　すごくわかりますね。今、おっしゃった日常のいろいろな出来事の中で会話が生まれてくるので、病院のベッドで向かいあって、生活の音のないところにいると対話にしかならない。

徳永　ああ、いいですね。対話ではなく会話がいいんですね。ある患者さんは最後に「わしが先に死んだらおめえ、わりいなあ」って言いました。同じことが小池光さんとの対談でも出てきていましたね。奥さんが自分が死んだあとの小池さんを心配していたという。

永田　「パパかわいそう」と、看護師さんに言っていたそうです。

徳永　それです。それから、垣添先生の対談でも奥さんが「これだけ抗がん剤を頑張ってるのはあなたのためよ」と言っていた話がありました。永田さんも書いていましたが、亡くなる側の人はそうした気遣いをするんです。

永田　在宅で最後まで河野と付きあって、ごく自然な日常の会話ができたのは本当によかったと思います。いくら河野とでも病院のベッドでは二人で話はできなかったという気がしますから。

徳永　河野さんが凄いのは、最後まで歌を残そうとするところ。薬袋やティッシュペーパーの箱にまで書いてあるのを、あとから「こうだろう」と永田さんやお子さんが考えるのも凄い。そんな中で河野さんが歌を書いていますよね。「手を伸ばして」でしたっけ……？

永田　〈手をのべてあなたとあなたに触れたきに〉

徳永　〈息が足りないこの世の息が〉と続く。

手をのべてあなたとあなたに触れたきに息が足りないこの世の息が

河野裕子　『蟬声』

末期の呼吸困難な状態をあんなふうに表現する人はなかなかいないので、ハッとしました。うち（野の花診療所）には、もちろん酸素を吸っている人も多いですし、呼吸困難をやわらげるためにモルヒネも使うんですが、どんな気持ちなのか医療者にはわからない部分があります。河野さんが当人の中にある感覚を見事な言葉で表現なさっていて、教えられたんです。

でも短歌は日常語ではないですね。歌はそういうありきたりを超えますね。

永田　さっき「亡くなる人の心遣いって」とおっしゃったけど、今になってみると、河野が僕や息子、娘に自分の口から出た歌を筆記させたのは、意識的だったのかもしれません。息子は時々しか来ないから、そのときに歌を作って書きとらせていたのも、自分が死んだあと、息子が「俺は母親のためにこれをした」という納得感を残してやりたかったんでしょう。そんな気がします。

徳永　患者さんが亡くなった家族の会で「小さななずな会」という集まりがあります。きっかけになったのは奥さんが四七歳で亡くなった、小児科のお医者さんです。「愛する人を亡くした家族の苦しみや悲しみを語る場がないので作りたい」ということで始まりました。

その彼があるとき「自分の中にぽっかりと穴が開いて、音楽を聴いたり、人に会ったり、本を読んだり——いろんな方法で埋めようと思うけれど、なかなか埋まらない。だったら穴の開いた人間として生きていこうと思った」と言ったんです。だいぶ経ってから、彼に「穴はどうですか」と聞くと、「ちょっとコケや草が生えたりして、あるとも言えるしないとも言える感じです」とおっしゃった。

彼の奥さんは、最後、一日だけうちに入院した人で、看護師さんに「ベッドを壁のほうに近づけて、スペースを作りたい」と、言ったんです。それは旦那さんが泊まれるようにするためだったんですが。医者が行くと「痛みはまあ、ましです」なんてやりとりになるのに、看護師さんたちには本音が言えるんですね。そのことをあとから聞いた彼は「彼女が自分を気づかってくれたその言葉が、亡くなったあとの自分の寂しさや悲しさを支えてくれた」と言っていました。私にとっても大事な言葉です。

永田　そうですね。私たちも河野の歌を家族で書き取ったことが、最後に支えになっているところはありますね。

徳永　そのことが私には、さっきの「愛しい」と書いて「かなしい」と読む、あの「愛」という言葉が、そこにあるんだという気持ちがしたんですよ。

河野さんが亡くなる前のエッセイで「私がしなければならないことは永田和宏という人を一日でも長生きさせること。私の仕事は全部放って置いても、永田が帰って来たとき、お皿をあたためて少しでもおいしくと思って待っている」と、書いていますね。

さらには「歌は二の次」と続いている。最後に「結局、子供よりも永田和宏を大事にしてやってきたというのが本当ですね」という。これはとどめの言葉ですね。河野さんは嘘が出てこない人でしょう。それは永田さんもそうで、二人ともなんですが。

永田　その文章もですが、亡くなる二、三日前に子どもたちが来たときに、泣きながら「お父さんを一人にしてはいけませんよ」と言ったんですよ。「お父さんは寂しい人なんだから、一人にしてはいけません」と、二人の子どもたちに言ってくれて。死んでいくときに河野が一番心残りだったのは、「永田和宏を置いていくこと」だったというのが、河野が亡くなってからも自分が生きていくのを支えている気がします。

徳永　普通の人はできないことでしょうね。

永田　もう一つは、歌が残っていることですね。日常生活で最後にあらたまって「ありがとう」とか言わなかったけれど、河野が何を考えていたのかを歌で知ることがあります。それもすぐにわかる歌と十何年経ってから「ああ、そうだったんだ」と思う歌があるんです。河野に、

わたししかあなたを包めぬかなしさがわたしを守りてくれぬ四十年かけて

河野裕子　『葦舟』

という歌があります。河野は僕のことを母親もいない、寂しく、どこかにドーナツみたいな空洞がある人だと思っていた。「この人の寂しさを包んでやれるのは自分しかいない」と、そう思い続けていました。河野が母親のようにそう思っているのは、以前から気づいていたのですが、そう思うことが、しかし一方で、河野の四〇年、私と一緒にいた四〇年を支えていたのだという思いは、最近になって、ようやく気づいたことでした。我々歌人が幸せなのは、生きているうちには気がつかなくても、亡くなってから歌を読みかえしているうちに「あ、こんなことを思っていたのか」と気がつけることです。これは歌の力、言葉の力だと思います。

徳永　「Beyond Sorrow」（悲しみを超えて）という、子どもさんをなくした親の会の冊子があるんです。「Beyond」って責任感のない言葉ですが、「余命」もそうですけれど、カントリー・ドクターとしてはそこに豊かな雲や風のようなものを感じます。

永田　なるほど。悲しみの向こうにあるものか。僕の実感としては「Along」に近いかな。

「悲しみに添って」「悲しみとともに」というか。僕は亡くなってからのほうが河野のことを思っているというか、その人との時間が決して終わったんじゃないという実感があるんです。

徳永　これまでに登場した三人の方の対談、それぞれに印象的でした。垣添忠夫先生のお話では、がんセンターの総長たるものが、奥さんの死後、お酒に溺れた経験を隠しだてせずにお話になっていることに感動しました。

小池真理子さんは、時間をつなごうとする話。藤田宜永《よしなが》さんと一緒に過ごした時間が彼の死によって、パッと途切れてしまった。その時間を今と結ぼうとするけどできない――という、時間との関わりについて。

それから、歌人の小池光さんの言葉でドキッとしたのは、「死」という言葉をめぐる部分です。臨床では「死」という言葉を使わないほうがいい場合が多いんですが、逆に「死」という言葉を出さないと家族も本人も動かないときがあります。場面によって違うので迷うんですが、小池さんが紹介した御自身の短歌、

連載の最終回を見とどけて四日ののちにみまかりゆきぬ

小池光『思川の岸辺』

では亡くなったことを「みまかる」と表現されている。

貴人の死を表す「薨《こう》」という漢字がありますが、夢という字に似ていますね。「みまかる」という言葉から、ふだんは使わない「薨」を思い出して、どうして夢にそっくりなんだろうと思ったりしました。

三人の方がそれぞれに思ったことは、先ほども言いましたが、私たち医療従事者にとっても患者さんや家族にとっても、寄り添う言葉だと思います。それから永田さんの歌で好きなものはいくつもあるんですが、前から好きなのは、

ゆつくりと風に光をまぜながら岬の端《はな》に風車はまはる

永田和宏（二〇一〇年歌会始詠進歌）

というもの。なんでもない光と雲がわあっと動いてる様子、この歌がなぜ好きかというと、何も説明はないけれど、悲しみも嬉しさも悔しさも、一緒になって回っているという

のが、永田さんの本質のような気がするからです。永田さんの人柄を表していると勝手に思っているんです。

永田　それはまた嬉しいですね。そんな昔の歌を覚えていただいているのはびっくりだなあ。自分でも忘れていました。

膜をめぐって

徳永　科学者としての永田さんの研究は細胞生物学で、「膜」は大きなテーマですね。最後におうかがいしたいのが、「膜」についてです。

河野さんは「自分が被膜のようなものに包まれている」と書いている。薄い膜のようなものに包まれていて、「そんなにおまえは寂しかったのか」と言ってくれたり、「おまえはそのままでいいんだよ」と自分を肯定してくれたのが永田和宏だったというわけです。

こんな絵を描いたんですが、食細胞は膜があって、膜の形状を変化させることで、体内の異物を細胞内に取り入れて分解します。逆にコロナウイルスや黴菌《ばいきん》は排除する仕組みももっている。これは生物的な仕組みですが、人間が一つの食細胞だとすると、年を取ったり、がんや死の悲しみ、あるいは家族という異物（問題）を、人間のこの膜はどうやって

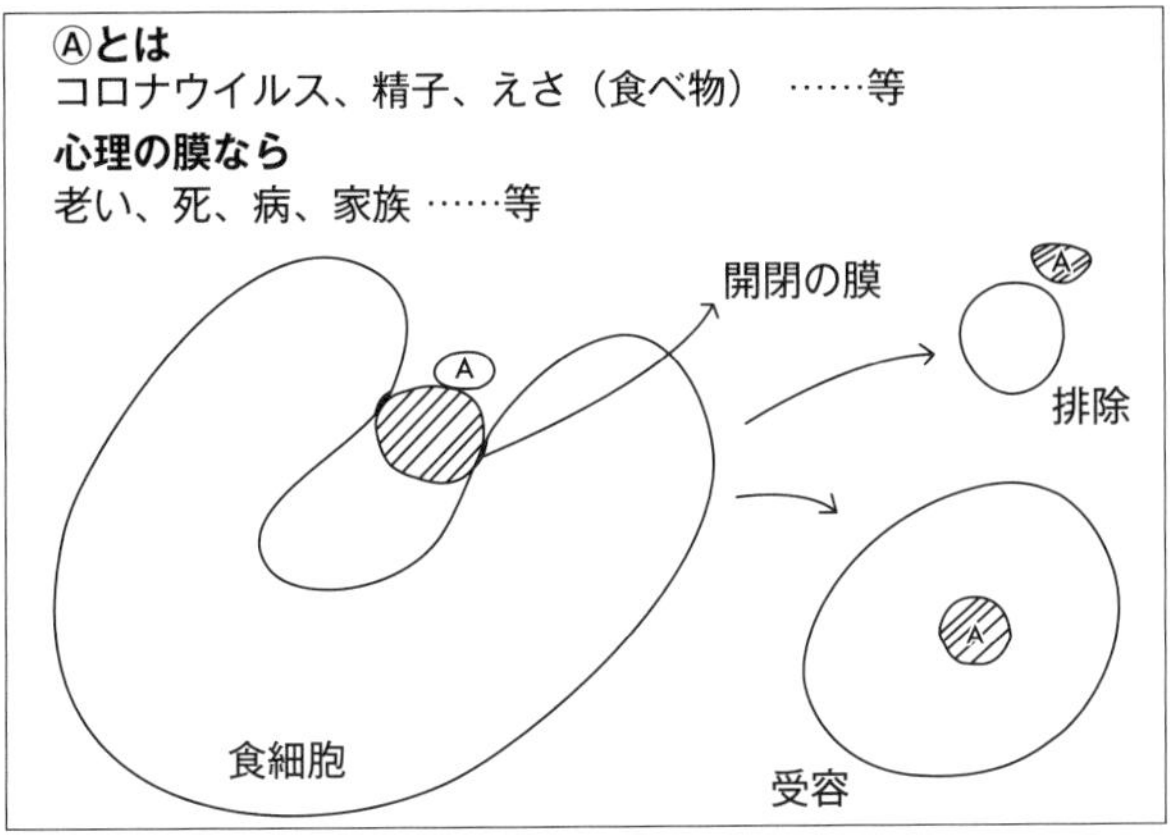

膜について

こなしていくんでしょう。

永田さんが細胞生物学者なので食細胞にたとえましたが、自分ではないものが、入ろうとしてくるわけです。大事な人を失うという死別、不在という悲しみを、非常に抽象的な考え方なんですが、この膜はどうやって外に出せたのだろう——そう思うと、歌を最後までともに作りあっていたという行為が、悲しみを自分の外に排出するのではなく、取りこんで中に溶けるようにしたのではないか。

河野さんが書いていた「膜」とは何のことだったんでしょうね。ホメオスタシスを作っていくもの、生物としての膜もあるし、心理としての膜でもあり、永田さん自身の存在かもしれない。

永田　今のお話に答えると、自分と伴侶というのは、いくら親しくても別の個体で、膜で隔てられているものでした。けれど今の実感としては、河野を包みこんでしまって、自分の中で同化している感じですね。もう自分の一部というか、自分が食べちゃったのかもわからないけれど。

徳永　ああ、中に入っているんですね。

永田　徳永さんも遺族の方に言ってあげてほしいんですが、死んだ人のことを忘れる必要はないと思うんですよ。僕も「死んだ人のことは早く忘れて、自分の生活を生きなさい」と言われるんですが、僕が忘れたら死んだ人はかわいそうじゃないかと思っちゃう。僕はこんな歌を作りました。

わたくしは死んではいけないわたくしが死ぬときあなたがほんたうに死ぬ
永田和宏　『夏・二〇一〇』

徳永　私たちの言葉に、「忘れるとは思いきり思い出すこと」というものがあります。

永田　わざわざ意識しなくても自分の中に入っている感じなんです。ここにいるんじゃなくて、包みこんでもう自分の中に入っていて、いつでも自分の中で対話ができているというか。河野は最後まで、一所懸命に歌を作っていて、「それから先は君に任せる」という歌まで作っています。

生きてゆくとことんまでを生き抜いてそれから先は君に任せる

河野裕子『葦舟』

任せられたので、僕は生きられるところまで生きていないと、「僕が死んだらたぶん河野裕子は死ぬ、この世から死ぬんだ」という実感がありますから。むしろ今のほうが河野と近いのかもしれません。

徳永　そうですね。

永田　自分は薄情な男で、河野が生きているうちに、もう少し何か言ってやればよかったとは思うんだけど。

徳永　薄情だとは思いませんよ。先ほどの歌のように「風に光を混ぜながら」の雰囲気が、私にとっては永田さんの一つの姿だと思いますから。

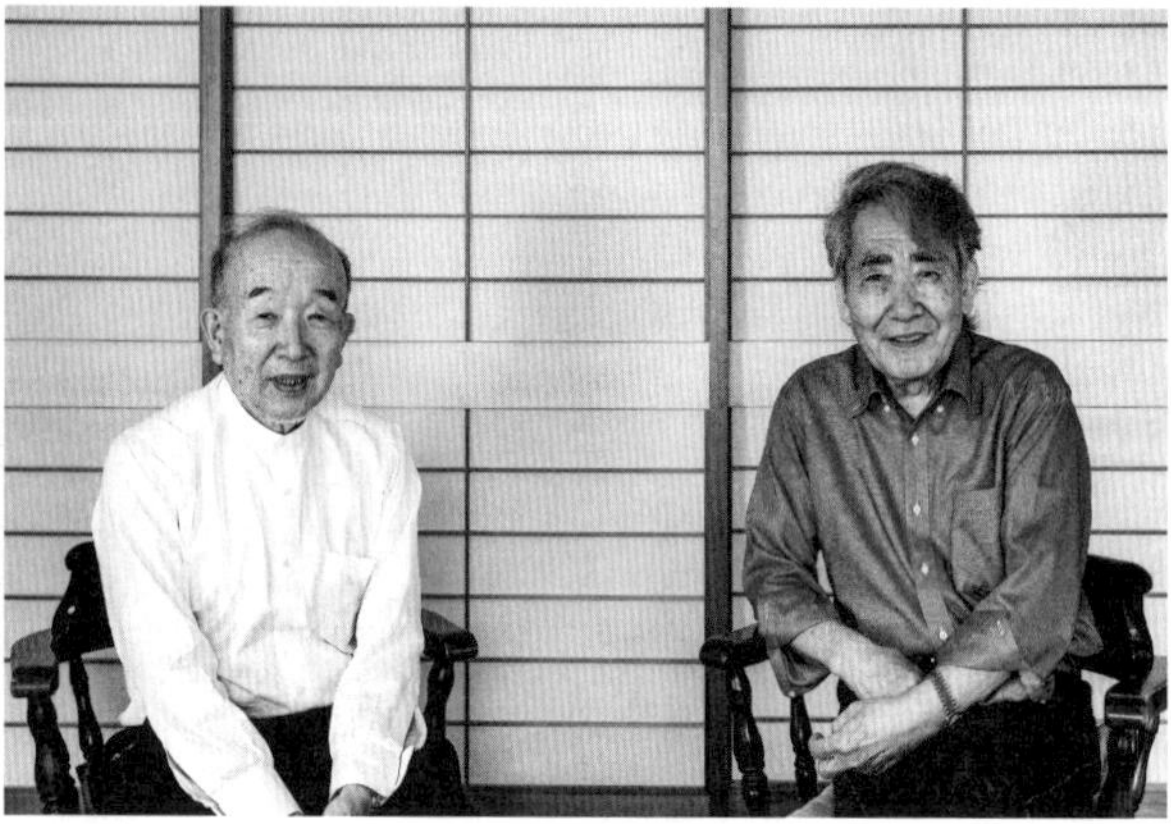

徳永進（左）と永田和宏。京都・岩倉の永田宅にて

おわりに

四人の方々との対談を終えて感じるところは、強い共感と少なからぬ驚きでしょうか。小池真理子さん、垣添忠生さん、小池光さんの三人はそれぞれ、伴侶ががんという困難な病気になってから、傍らにあってそれを支え、共に悲しみ、苦しみつつ、その死までを伴走してこられました。徳永進さんは、命の最期を預けるような形で入院されている患者さんたちに日々接しながら、人の最期はどうあるのか、多くの例を見つめてこられました。

それぞれの対談を終え、伴侶が病気になり、そして亡くなる。その悲しみと寂しさは、決して私ひとりのものではなかったのだと納得させられるとともに、強い共感と連帯に似た思いに包まれるようにも感じたものでした。それとともに、私とはそんなに違うのかといった驚きを覚えることも何度もあり、伴侶を失うという共通の体験でありながら、その受け止め方の違いを興味深く思ったことでした。

死を見据えて闘病をしている人にどう声をかけるか、その最期にどんな言葉が相手に届くのか。あるいは伴侶が亡くなったあとの自分の思いをどう取り出して、どう癒すのか。そんなときに、言葉がどのような力をもつのか。それらにはどんな処方箋もありません。

私のように歌を作っている人間は、ありきたりの言葉を口にするのを無意識に避ける傾向がありますが、逆に、そんな言葉でいいんですよという徳永さんの発言には虚を衝かれた思いがしました。ありきたりの言葉でもいいから、もっといろいろ言っておいてやるべきだったなどと、今さらながらに後悔をしている部分も多くあります。

しかし、言葉に無頓着であっては、ある意味人生のもっとも大切な「時間」を自分のものとして記憶しておくことが叶わないことだけは、皆さんに共通している認識だと感じたことでした。

わたくしは死んではいけないわたくしが死ぬときあなたがほんたうに死ぬ

永田和宏　『夏・二〇一〇』

亡くなった人は、残された人間が覚えていてやらなければ、そしてしょっちゅう思い出してやらなければ、存在としては無になってしまう。それでは死者があまりに可哀そうです。生き残った身近な人間が覚えているかぎり、死者という〈存在〉は、少なくともその人の中では生きている、私はそのように感じています。

今回お話しをさせていただいた四名の方々は、（患者として接してこられた徳永さんを含め）、それぞれ現実のものとしては無くなってしまった〈存在〉を、掛け替えのないものとしていきいきと記憶しておられることを強く感じました。それがしっかり感じられたことは、私を力づけてくれるものでもありました。

本書には、なんら気の利いた警句や生きる規範になるような言葉があるわけではありません。またこうして乗り越えるべきだといった高所からの示唆も指導もありません。ただ、「はじめに」でも述べたように、私たちは原則的には、伴侶を得た半数の人は、その伴侶を失うという悲しみを経験することになります。そんなときどうしても自分の内に閉じこもって、悲しみから抜け出せないことが多いものです。あるいは今後いつかの時点で、そのような不可避な経験をするはずの多くの人々にとっても、本書で語られている言葉の断片の数々は、深い共感とともに、静かな励ましにもなるのではないでしょうか。本書を、そんな風にお読みいただけたとしたなら、ありがたいことだと思っております。

構成・文　矢内裕子

撮影
小池真理子、垣添忠生、小池光＝幸田森、徳永進＝祐實知明

初出
本書は集英社クォータリー『ｋｏｔｏｂａ』二〇二二年春号から四回にわたって連載された「ことばで寄り添う」を、大幅に加筆・修正したものです。

永田和宏《ながた かずひろ》

歌人、細胞生物学者。JT生命誌研究館館長。京都大学名誉教授、京都産業大学名誉教授。一九四七年、滋賀県生まれ。京都大学理学部物理学科卒業。京都大学結核胸部疾患研究所講師、アメリカ国立がん研究所客員准教授、京都大学再生医科学研究所教授、京都産業大学総合生命科学部学部長、日本細胞生物学会会長などを歴任。ハンス・ノイラート科学賞受賞。歌人としては歌会始詠進歌や朝日歌壇の選者を務める。著書に『もうすぐ夏至だ』（白水社）、『歌に私は泣くだらう』（新潮文庫）、『知の体力』（新潮新書）、『あの胸が岬のように遠かった』（新潮社）、『置行堀』（現代短歌社）などがある。

寄《よ》り添《そ》う言葉《ことば》

二〇二四年二月一二日　第一刷発行

インターナショナル新書一三五

著　者　永田和宏《ながたかずひろ》／小池真理子《こいけまりこ》／垣添忠生《かきぞえただお》／小池《こいけ》　光《ひかる》／徳永《とくなが》　進《すすむ》

発行者　岩瀬　朗

発行所　株式会社　集英社インターナショナル
〒一〇一-〇〇六四　東京都千代田区神田猿楽町一-五-一八
電話　〇三-五二一一-二六三〇

発売所　株式会社　集英社
〒一〇一-八〇五〇　東京都千代田区一ツ橋二-五-一〇
電話　〇三-三二三〇-六〇八〇（読者係）
〇三-三二三〇-六三九三（販売部）書店専用

装　幀　アルビレオ

印刷所　大日本印刷株式会社

製本所　大日本印刷株式会社

Printed in Japan　ISBN978-4-7976-8135-2　C0295